最新 リハビリテーション基礎講座

# 予防学
Preventive Science

編著：
萩野　浩
山田　実
久米　裕

医歯薬出版株式会社

# 執筆者一覧

## ■編著

**萩野 浩**（はぎの ひろし）　山陰労災病院リハビリテーション科

**山田 実**（やまだ みのる）　筑波大学人間系

**久米 裕**（くめ ゆう）　秋田大学大学院医学系研究科保健学専攻作業療法学講座

## ■執筆（執筆順）

**山田 実**（やまだ みのる）　編集に同じ

**萩野 浩**（はぎの ひろし）　編集に同じ

**和田 崇**（わだ たかし）　鳥取大学医学部附属病院リハビリテーション部

**上村 一貴**（うえむら かずき）　大阪公立大学大学院リハビリテーション学研究科

**井上 達朗**（いのうえ たつろう）　新潟医療福祉大学リハビリテーション学部理学療法学科

**久米 裕**（くめ ゆう）　編集に同じ

**小玉 鮎人**（こだま あゆと）　秋田大学大学院医学系研究科保健学専攻作業療法学講座

**岡部 拓大**（おかべ たくひろ）　東京家政大学健康科学部リハビリテーション学科作業療法学専攻

**松嶋 真哉**（まつしま しんや）　杏林大学保健学部リハビリテーション学科理学療法学専攻

**永井 宏達**（ながい こうたつ）　兵庫医科大学リハビリテーション学部理学療法学科

**田平 隆行**（たびら たかゆき）　鹿児島大学医学部保健学科作業療法学専攻

**木村 圭佑**（きむら けいすけ）　豊田地域医療センターリハビリテーションセンター

**成田 悠哉**（なりた ゆうや）　千葉県立保健医療大学リハビリテーション学科作業療法学専攻

**小松 稔**（こまつ みのる）　藤田整形外科・スポーツクリニック

**大路 駿介**（おおじ しゅんすけ）　順天堂大学保健医療学部理学療法学科

**飛山 義憲**（ひやま よしのり）　順天堂大学保健医療学部理学療法学科

**池田 由里子**（いけだ ゆりこ）　鹿児島大学医学部保健学科作業療法学専攻

**小山 真吾**（こやま しんご）　筑波技術大学保健科学部保健学科理学療法学専攻

**下木原 俊**（したきはら すぐる）　札幌医科大学保健医療学部作業療法学科

**丸田 道雄**（まるた みちお）　長崎大学医学部保健学科作業療法学専攻

**三栖 翔吾**（みす しょうご）　甲南女子大学看護リハビリテーション学部理学療法学科

**森野 佐芳梨**（もりの さおり）　大阪公立大学医学部リハビリテーション学科

**筧 智裕**（かけひ ともひろ）　国際医療福祉大学成田保健医療学部作業療法学科

# 序文

リハビリテーション専門職である理学療法士・作業療法士が，なぜ「予防」を学ぶ必要があるのでしょうか．元来，rehabilitation（リハビリテーション）のre（リ）には，疾病や外傷などによって生じた障害を再び元の状態へと「回復」させるという意味があります．一方，「予防」は障害を発生させないことが目標となります．つまり，予防とリハビリテーションは対極に位置しており，両者を学ぶことに違和感を覚える方も多いのではないでしょうか．

わが国で，理学療法士法および作業療法士法が施行されたのは1965年，その翌年の1966年に日本の理学療法士・作業療法士が誕生しました．その後，日本の高齢者人口は約6倍へと増加し，当時では予想しえなかったようなレベルにまで医療技術が進歩することとなりました．このような社会の急速な変化に伴い，理学療法士・作業療法士に求められる役割・知識・技術も大きく変化することになります．そのなかで，特に変化が著しかったのが「回復」だけでなく「予防」を重視する考え方です．

これまで，理学療法士・作業療法士は体系的に予防を学ぶ機会が少なく，手探りの状態で予防を実践してきました．リハビリテーションで培ってきた障害の回復という専門性を基盤に，将来的に起こりうる障害をイメージしながら予防策を講じることができるという，理学療法士・作業療法士ならではの新たな予防戦略を見い出しました．この戦略は各方面からも評価されることとなり，現在では各予防領域においてリハビリテーション専門職の活躍が期待されるようになりました．このような背景を受け，2020年の養成施設指定規則改正において，理学療法士・作業療法士養成校における予防教育が義務づけられることになります．つまり，理学療法士・作業療法士を目指すうえで，「回復」だけでなく「予防」を適切に学ぶことが重視されることとなりました．

本書は，理学療法士・作業療法士を志す学生の皆さんに特化した「予防」を学ぶテキストです．一次から三次予防という基本的な概念の整理に始まり，運動・栄養・環境という主要な側面からの予防，さらには介護予防や産業分野での障害予防，感染予防まで幅広い情報を整理しました．特に初学者でも理解しやすいように，用語解説や重要ポイントをわかりやすく示すとともに，実際の予防現場の臨場感を味わえるように，事例紹介やコラムで様々な分野における「予防」を紹介しています．

最後に，理学療法士・作業療法士の根幹はあくまでリハビリテーションです．その体系的な知識を基盤に，予防活動を展開することを忘れないでいただきたいと思います．本書での学びがきっかけとなり，将来予防分野で活躍する理学療法士・作業療法士が誕生することを期待して．

2024年10月

編者を代表して

筑波大学人間系教授　山田　実

序文　山田　実 ......................................................................................................... iii

## 1章　予防医学の理解　萩野　浩, 和田　崇 ................................................. 1

**1** 予防医学とは何か ............................................................................................. 1

**2** 一次予防, 二次予防, 三次予防 ......................................................................... 1
　　1. 一次予防　2. 二次予防　3. 三次予防

**3** ハイリスクアプローチ, ポピュレーションアプローチ ..................................... 3
　　1. ハイリスクアプローチ　2. ポピュレーションアプローチ　3. 健康日本21

**4** 理学療法・作業療法における予防の位置づけ ................................................... 5
　　1. 理学療法での予防の位置づけ　2. 作業療法での予防の位置づけ
　　3. 一次予防, 二次予防での理学療法士・作業療法士のかかわり　4. 介護予防事業でのかかわり
　　5. 産業保健分野でのかかわり

**5** 予防と医療費抑制 ............................................................................................. 8
　　1. 医療費　2. 医療費適正化計画

**6** 介護保険制度と予防 .......................................................................................... 9
　　1. 介護保険の仕組み　2. 介護保険の利用　3. 予防給付

mini test ............................................................................................................... 14

## 2章　運動による予防　上村一貴 .............................................................. 17

**1** 運動による予防の概要 ...................................................................................... 17
　　1. 運動・身体活動の目的と意義　2. 運動・身体活動の歴史的変遷
　　3. 運動・身体活動に関するリハビリテーション専門職のかかわり　4. 運動・身体活動の効果

**2** 運動による予防のための評価 ........................................................................... 19
　　1. 運動・身体活動の評価方法　2. 質問紙による評価　3. 加速度計による評価

**3** 運動による疾患・障害予防 ............................................................................... 24
　　1. 一次予防　2. 二次予防　3. 三次予防

**4** 理学療法・作業療法の役割 ............................................................................... 29

mini test ............................................................................................................... 31

## 3章　栄養による予防　井上達朗 .............................................................. 35

**1** 栄養による予防の概要 ...................................................................................... 35
　　1. 栄養による予防の意義　2. 栄養による予防の歴史的変遷
　　3. 栄養による予防のリハビリテーション専門職のかかわり

**2** 栄養による予防のための評価 ........................................................................... 38
　　1. 体重・BMI　2. 骨格筋量　3. 栄養スクリーニングツール　4. 身体計測　5. 栄養診断

**3** 栄養による疾患・障害予防 ............................................................................... 43
　　1. 一次予防　2. 二次予防　3. 三次予防

**4** 理学療法・作業療法の役割 ............................................................................... 46

mini test ............................................................................................................... 48

## 4章 環境による予防 久米　裕, 小玉鮎人 …… 49

**1 環境による予防の概要** …… 49
1. 環境による予防の目的と意義　2. 環境による予防の歴史的変遷
3. リハビリテーション専門職のかかわりと効果

**2 環境による予防のための評価** …… 51

**3 環境による疾患・障害予防** …… 52
1. 一次予防　2. 二次予防　3. 三次予防

**4 理学療法・作業療法の役割** …… 57

mini test …… 60

## 5章 介護予防 山田　実 …… 63

**1 介護予防の概要** …… 63
1. 介護予防の目的と意義　2. 介護予防の歴史的変遷　3. 介護予防におけるリハビリテーション専門職の役割

**2 介護予防の考え方** …… 65
1. 介護予防における目標の捉え方　2. 介護予防における効果判定の考え方

**3 介護予防の実際** …… 67
1. 介護予防の制度　2. 介護予防のカテゴリ　3. 介護予防のプログラム　4. 介護予防の効果

mini test …… 73

## 6章 職場での予防 岡部拓大 …… 77

**1 職場での予防の概要** …… 77
1. 職場での予防の目的と意義　2. 職場での予防の歴史的変遷　3. リハビリテーション専門職の役割

**2 職場での予防の考え方** …… 79
1. 管理について　2. メンタルヘルス　3. 筋骨格系障害

**3 職場での予防の実際** …… 82
1. メンタルヘルス　2. 筋骨格系障害の予防

mini test …… 89

## 7章 感染症予防 松嶋真哉 …… 91

**1 感染症予防の概要** …… 91
1. 感染症予防の目的と意義　2. 感染症予防の歴史的変遷

**2 感染症予防の考え方** …… 93
1. 感染症が成立する要因　2. 感染症予防の基本　3. 予防接種　4. 院内感染対策

**3 標準予防策の実際** …… 98
1. 手指衛生　2. 個人防護具　3. 周辺環境整備　4. 患者配置

mini test …… 105

## 事例紹介―臨床での予防への取り組み

自治体における予防の取り組み―兵庫県芦屋市と神戸市　永井宏達 …………………… 106

自治体における予防の取り組み―鹿児島県垂水市　田平隆行, 牧迫飛雄馬・他 ………… 108

企業とのかかわり―従業員の健康を守る予防アプローチ　木村圭佑 ……………………… 112

生活環境に対する予防アプローチ　久米　裕, 小玉鮎人 ………………………………… 114

## Column

薬物による予防　萩野　浩 …………………………………………………………………… 3

予防給付と健康日本21の理解　永井宏達 ……………………………………………… 15

他機関・多職種との連携　成田悠哉 ……………………………………………………… 16

スポーツ外傷・障害の予防　小松　稔 …………………………………………………… 32

スポーツ障害における再発予防　大路駿介 ……………………………………………… 34

運動器健診　飛山義憲 ……………………………………………………………………… 47

認知機能低下における予防　池田由里子 ………………………………………………… 61

高齢者の入院関連能力障害の予防　小山真吾 …………………………………………… 62

アパシーにおける予防　下木原　俊 ……………………………………………………… 74

高齢期うつ病における予防　丸田道雄 …………………………………………………… 75

人工関節置換術後のフレイル予防　三栖翔吾 …………………………………………… 76

ウィメンズヘルス　森野佐芳梨 …………………………………………………………… 90

骨折リエゾンサービス　筧　智裕 ………………………………………………………… 111

パラスポーツにおける予防　大路駿介 …………………………………………………… 117

索引 …………………………………………………………………………………………… 118

# 1章

# 予防医学の理解

## 到達目標

・予防医学の概念と分類，アプローチの方法を理解する．
・医療費の内容と予防によるその抑制について理解する．
・介護保険の仕組みと利用方法を理解し，予防給付について学習する．

## 1 予防医学とは何か

### つながる知識

**スマート・ライフ・プロジェクト**：スマート・ライフ・プロジェクトは，「健康寿命をのばそう！」をスローガンに，国民全体が人生の最後まで元気で健康で楽しく毎日が送れることを目標とした国民運動．

### つながる知識

**プライマリヘルスケア (primary health care：PHC)**：「すべての人にとって健康を」を基本的な人権として認め，その達成の過程において，住民の主体的な参加や自己決定権を保障する理念．

- 世界保健機関（WHO）憲章より，健康は「身体的・精神的・社会的に完全に良好な状態であり，単に疾病が無いとか，虚弱で無いと言うことでは無い」と定義され，人はこの健康から疾病の間を行き来している．
- 健康と疾病を明瞭には区別できない場合が多いため，予防医学における「予防」は，疾病発症を防止するのみではなく，疾病進展の防止，機能障害や能力低下の防止，再発防止を含めた概念である．
- したがって予防医学のための活動は，健康増進に始まり，疾病発症予防対策，疾病対策，日常生活の獲得，社会復帰までの広範囲な活動である．活動対象も出生後の乳幼児から超高齢者まで幅広い．具体的な活動や理念には，スマート・ライフ・プロジェクトやプライマリヘルスケア（➡つながる知識）がある．
- 予防医学は一次予防，二次予防，三次予防に分類され，一次予防と二次予防の境界は疾病や事故の出現の有無で，二次予防と三次予防の境界は疾病が完成しているか否かである．

## 2 一次予防，二次予防，三次予防 (表1)（➡ 国試に出る）

### 国試に出る

一次予防から三次予防の目的と対策をおさえておこう．

### 1. 一次予防

- 健康異常が出現する以前の対策で，疾病や事故発現の防止のほか，ヘルスプロモーション（➡次頁，用語解説）が含まれる．ヘルスプロモーションとは，人々が自らの健康をコントロールし，改善できるようにするプロセスである．

1

表1 予防医学における一次・二次・三次予防

| | 一次予防 | 二次予防 | 三次予防 |
|---|---|---|---|
| 疾患発症との関係 | 健康異常出現前 | 健康異常が出現してから疾病が完成するまで | 疾病完成後 |
| 概要と目的 | 疾病や事故発現の防止, 健康増進活動 | 早期発見と早期治療による健康障害の進展防止 | 適切な治療により機能障害, 能力低下を防ぐ |
| 評価指標 | 罹患率 | 有病率, 死亡率の低下, 生存率の向上 | 日常生活動作(ADL), 生活の質(QOL)の改善, 社会復帰率の向上 |
| 対策 | 一般的予防対策：健康相談や栄養改善・運動指導などによる健康増進活動 特異的予防対策：ワクチン接種や発がん性物質対策, アレルゲン対策など | 健康診断, スクリーニング検査 | 治療による重症化の防止 後遺症の予防 再発防止 |
| 具体例 | 禁煙教室, 減塩指導 ワクチン接種 性感染症予防のためのコンドーム使用 作業条件, 労働環境改善 | 人間ドック 職場検診, 結核検診, がん検診 新生児代謝スクリーニング 高血圧症患者や糖尿病患者に対する食事指導 | 脳梗塞患者に対する理学療法・作業療法, 脳梗塞再発防止のための抗血小板薬, 抗凝固薬の投与 病休後職場の適正配置による復職 |

**用語解説**

ヘルスプロモーション：WHO(世界保健機関)が1986年のオタワ憲章で提唱し, 2005年のバンコク憲章で再提唱した新しい健康観に基づく21世紀の健康戦略.「人々が自らの健康とその決定要因をコントロールし, 改善することができるようにするプロセス」と定義される.

**用語解説**

罹患率と有病率：罹患率は一定期間内に新たな疾病が発生した率(発生数/人年). 有病率はある一時点において疾病を有している人の割合(%).

- 不特定多数の疾患に対する抵抗力を高める一般的一次対策と, 特定の疾患の発現予防を目的とする特異的一次対策とがある. 一般的予防には健康相談や食生活・栄養改善などによる健康増進活動が代表的である. 特異的予防はワクチン予防接種や発がん性物質対策, アレルゲン対策などがその例である.
- 一次予防の有効性の評価指標には, 罹患率( 用語解説)が用いられる.

## 2. 二次予防

- 健康異常が出現してから疾病が完成するまでの対策で, 早期発見と早期治療による健康障害の進展防止である.
- 高血圧や糖尿病といった自覚症状が乏しい疾患を検診などで診断し, 臨床症状の出現などの疾病の進展を抑制することが可能となる.
- 二次予防の有効性の評価指標には有病率( 用語解説), 死亡率の低下, 生存率の向上が用いられる.

## 3. 三次予防

- 完成した疾病に対して, 適切な治療や管理指導を実施して機能障害, 能力低下を防止し, 再発を防ぐ対策である.

- 脳梗塞患者に対する理学療法・作業療法や，再発防止のための抗血小板薬，抗凝固薬の投与（column参照）がその例である．産業保健では病休後の職場での適正配置による復職があげられる．
- 三次予防の有効性の評価指標には，日常生活動作（ADL），生活の質（QOL）の改善，社会復帰率の向上が用いられる．

## 3 ハイリスクアプローチ，ポピュレーションアプローチ

- 疾病予防の方法には高いリスクを有する対象者に働きかける**ハイリスクアプローチ**と，集団全体に働きかける**ポピュレーションアプローチ**とがある（図1，表2）（➡国試に出る）．ハイリスクアプローチは二次予防に，ポピュレーションアプローチは一次予防に分類される．

📝 **国試に出る**
ハイリスクアプローチとポピュレーションアプローチの違いをおさえておこう．

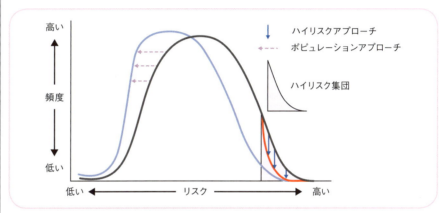

**図1　ハイリスクアプローチとポピュレーションアプローチ**
ハイリスクアプローチはスクリーニングによって疾患の発症リスクが高いとされた対象者（ハイリスク集団）に対する予防対策である．個人への効果が高く，対策を実施する対象者が限定されるため，費用対効果に優れる．

### column

### 薬物による予防

　健康保険は「疾患の治療」のみが適用されるため，疾患の予防に用いることはできない．すなわち**一次予防**を目的とした薬物治療は健康保険を用いることができない．たとえばインフルエンザ予防のためのワクチン接種や骨粗鬆症予防のためのビタミンD投与は健康保険適用外である．しかしながら，糖尿病の薬物治療による網膜症や腎症の予防，高血圧の治療による脳卒中や心筋梗塞の予防といった**二次予防**は健康保険によって実施される．さらに**三次予防**を目的とした脳梗塞発症例に対する再発予防のための抗血小板薬，抗凝固薬の投与，脆弱性骨折例の二次性骨折予防のための骨粗鬆症治療薬投与も健康保険の適用である．

表2　ハイリスクアプローチとポピュレーションアプローチ

| | ハイリスクアプローチ | ポピュレーションアプローチ |
|---|---|---|
| 対象 | ハイリスク群 | 集団全体(低リスク，境界域リスクを含む) |
| 目的と概要 | スクリーニングによって疾患の発症リスクが高いとされた対象者に対する予防対策である．個人への効果が高く，対策を実施する対象者が限定されるため，費用対効果に優れる． | 集団全体に疾病予防の活動を展開し，集団全体の健康増進を図る． |
| 利点・欠点 | 利点：個人への効果が高く，費用対効果に優れる．<br>欠点：集団全体の健康増進に寄与しない，ハイリスク者のスクリーニングに費用を要する． | 利点：集団全体の健康増進を図れる．<br>欠点：ハイリスクアプローチに比較して効果が小さく，費用対効果が低い． |
| 具体例 | 脳出血，心筋梗塞予防のための高血圧者に対する降圧薬投与<br>腎症予防のための糖尿病の治療 | 野菜摂取量を増やす取り組み，減塩指導，禁煙サポート |

## 1.　ハイリスクアプローチ

- ハイリスクアプローチは，スクリーニングによって疾患の発症リスクが高いとされた対象者(ハイリスク集団)に対する予防対策である(図1)．
- 個人への効果が高く，対策を実施する対象者が限定されるため，費用対効果に優れる．
- 虚血性心疾患の発症率は，血圧が上がるほど高い(図2)．そこで血圧スクリーニングを実施して，高血圧であるハイリスク者に降圧薬を投与して対応するのがハイリスクアプローチである．

## 2.　ポピュレーションアプローチ

- 一方で，虚血性心疾患の発症数は境界域や正常血圧の群で多い(図2)．これは集団全体では高血圧の人の割合が小さいためである．
- そこで，発症者数を低下させるため集団全体に減塩などの保健指導を行って，集団全体の発症リスクを低下させる必要がある．これがポピュレーションアプローチである(図1)．
- ポピュレーションアプローチは集団全体に疾病予防の活動を展開する方法のため，集団全体の健康増進を図ることができるというメリットがある．しかしながら，集団全体を対象に予防活動を実施するため，ハイリスクアプローチに比較して効果が小さく，費用対効果が低い．

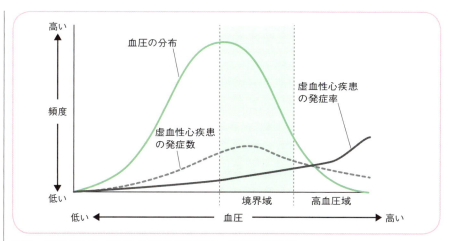

図2 血圧分布と虚血性心疾患の発症数・発症率の関係

血圧スクリーニングを実施して，高血圧であるハイリスク者に降圧薬を投与して虚血性心疾患を予防するのがハイリスクアプローチである．一方，虚血性心疾患の発症数は境界域や正常血圧の群で多い．そこで集団全体に減塩などの保健指導を行って，集団全体の発症リスクを低下させるのがポピュレーションアプローチである．

## 3. 健康日本21

- 健康日本21は，厚生労働省が2000年に開始した国民に対する健康施策の取り組み（21世紀における国民健康づくり運動）である[1]．第1次健康日本21が2000年から，第2次健康日本21が2013年から進められ，2024年から第3次健康日本21が開始された．
- 健康日本21では，ハイリスクアプローチとポピュレーションアプローチを適切に組み合わせた対策が推奨され，食生活，運動，休養，タバコ，アルコールなど幅広い事柄において数値目標が設定されている．
- たとえばポピュレーションアプローチによる身体活動・運動の改善では，日常生活における歩数を1日6,278歩（2019年）＝＞から7,100歩（2032年）に，運動習慣者の割合を28.7％（2019年）＝＞から40％（20〜64歳：男性30％，女性30％，65歳以上：男性50％，女性50％）（2032年）を目標に設定した．
- 糖尿病腎症による新規透析導入患者数の減少では，ハイリスクアプローチによって糖尿病治療継続者の割合を67.6％（2019年）＝＞から75％（2032年）に増加させることが目標値として設定された．

# 4 理学療法・作業療法における予防の位置づけ

## 1. 理学療法での予防の位置づけ

- 理学療法は，「身体に障害のある者に対し，主としてその基本的動作能力の回復を図るため，治療体操その他の運動を行わせ，及び電気刺激，マッサージ，

温熱その他の物理的手段を加えること（理学療法士及び作業療法士法, 1965年）」と定義される. これにより理学療法の対象は「身体に障害のある者」と規定されていた.

- その後, 生活習慣病（→つながる知識）や転倒予防の重要性が高まってきたことを受け, 2013年に厚生労働省医政局より「理学療法士が, 介護予防事業等において, 身体に障害のない者に対して, 転倒防止の指導等の診療の補助に該当しない範囲の業務を行うことがあるが, このように理学療法以外の業務を行う時であっても, 「理学療法士」という名称を使用することは何ら問題がないこと. また, このような診療の補助に該当しない範囲の業務を行う時は, 医師の指示は不要であること」と通知が出され, 予防分野における理学療法のかかわりが加速した.

## 2. 作業療法での予防の位置づけ

- 作業療法は, 「人々の健康と幸福を促進するために, 医療, 保健, 福祉, 教育, 職業などの領域で行われる, 作業に焦点を当てた治療, 指導, 援助である. 作業とは, 対象となる人々にとって目的や価値を持つ生活行為を指す」と定義される（2018年改定）. 註釈には「作業に焦点を当てた実践には, 心身機能の回復, 維持, あるいは低下を予防する手段としての作業の利用と, その作業自体を練習し, できるようにしていくという目的としての作業の利用, およびこれらを達成するための環境への働きかけが含まれる」と, 予防に関する文言が記されている.
- これらの社会的変化により, 作業療法の予防分野への職域の拡大が実現してきている.

## 3. 一次予防, 二次予防での理学療法士・作業療法士のかかわり

- これまで, 理学療法・作業療法の活動の中心は三次予防（表1）であった.
- すなわち理学療法・作業療法によって, 病院では疾患の合併症や再発の予防, 機能回復を支援し社会復帰を促進することであり, 介護予防分野においては, 要介護・要支援に該当する高齢者に対して, 要介護状態の改善や重症化予防を行うことを指していた.
- 一方で, 近年の急速な少子高齢化の進展, 社会保障制度の変遷を背景に, 一次予防や二次予防にも理学療法士・作業療法士の活動の範囲が拡大している.

### (1) 一次予防

- 健康寿命の延伸（→つながる知識）のためには, 理学療法士・作業療法士が専門性を発揮する身体活動, 運動, 手段的日常生活動作（Instrumental Activities of Daily Living：IADL）に関する生活習慣の改善が重要となる.
- 健康増進における理学療法士・作業療法士のかかわりとしては, 主に地域高齢

---

**つながる知識**

生活習慣病：食事や運動, 休養, 喫煙, 飲酒などの生活習慣が深く関与し, それらが発症の要因となる疾患の総称. 予防には生活習慣の改善（一次予防）が重要.

---

**つながる知識**

健康寿命：平均寿命が人が生存する平均年数であるのに対して, 健康寿命は健康上の問題で日常生活が制限されることなく生活できる期間である.

者を対象とした健康教室での運動指導，生活指導への介入が代表的である．

- 健康教室で実施される運動プログラムの作成をはじめ，プログラム実施の際には，痛みが生じやすい，バランスを崩しやすいといった参加者の特性に応じて，その場で個別性のある対応が可能となることが理学療法士・作業療法士の強みである．

### ⑵ 二次予防

- 二次予防は疾患の早期発見・早期治療を目的とした検診事業が中心で，理学療法士・作業療法士の参画する検診には，運動器疾患や認知症の早期発見に関するものがあげられる．
- 骨粗鬆症や変形性関節症は適切な介入を行うことで，進行を抑制することが可能であることから，早期発見が重要である．
- したがって，理学療法士・作業療法士が専門知識をいかし，身体機能，認知機能，精神機能などのアセスメントを適切に行うことは，疾患の早期発見・早期治療の観点から大変意義深い．

## 4. 介護予防事業でのかかわり

### 📋 用語解説

**国際生活機能分類 (ICF)**：健康の構成要素に関する分類．生活機能の分類と，それに影響する「背景因子」（「環境因子」，「個人因子」）の分類で構成される

- 介護予防事業においてもリハビリテーションの理念が重要視されており，国際生活機能分類（International Classification of Functioning, Disability and Health：ICF）（➡用語解説）における心身機能，活動，参加のそれぞれの要素にバランスよく働きかけることが必要とされる．
- そのため，機能回復訓練などの高齢者本人へのアプローチだけにとどまらず，生活環境の調整や，地域のなかに生きがい・役割をもって生活できるような居場所と出番づくりなど，高齢者本人を取り巻く環境へのアプローチを含めた包括的なアプローチが重要で，そのための地域における理学療法士・作業療法士の積極的な関与が期待されている．

## 5. 産業保健分野でのかかわり

- 2023年に厚生労働省より発行された「第14次労働災害防止計画」[2]において「理学療法士等の活用」が初めて明記され，産業保健分野における理学療法士・作業療法士の参画が進められている．
- 労働者の作業行動に起因する労働災害防止対策として，労働者の健康づくりのために，理学療法士・作業療法士の専門性をいかした身体機能維持・改善への取り組みや，転倒予防のための筋力維持，環境整備などへの支援が実施される．

# 5 予防と医療費抑制

## 1. 医療費

- 国民医療費は医科診療や歯科診療にかかる診療費，薬局調剤医療費，入院時食事・生活医療費，訪問看護医療費等の合計である．その財源は保険料が全体の約半分，公費（税金）が38％を占める（図3）[3]．年齢階級別では65歳以上の高齢者が60％を占める．
- 2021年度の国民医療費は45兆359億円で，人口一人当たりの国民医療費は35万8,800円，国民医療費の国内総生産（GDP）に対する比率は8.18％（前年度7.99％）であった．過去40年間で約4倍に増加し，GDPや国民所得に対する比率が経年的に上昇している．

## 2. 医療費適正化計画

- 飲酒，喫煙といった生活習慣や高血圧などの健診などで見つかる異常所見と医療費の関係が明らかになっている．多量飲酒は医療費増加の原因で，高血圧は重症度を問わず医療費を増加させる．したがって，生活習慣の改善や適切な健診による疾患の予防や早期発見によって医療費を抑制できる可能性がある．
- そこで，医療制度改革では医療費の適正化を推進するために医療費適正化計画が策定されている．これは医療費の過度な増大を抑制するため，健康維持と効率的な医療提供体制の構築に向けた指針と目標設定が都道府県によってまとめられたものである．2008年に第1期が開始となり，2024年に第4期の計画が開始された（〜2029年まで）[4]．
- この計画では医療計画，健康増進計画，介護保険事業（支援）計画に沿って，国・都道府県が達成すべき目標が設定されている．
- 特定健康診査の実施率の目標値は，2029年度までに70％以上，特定保健指導

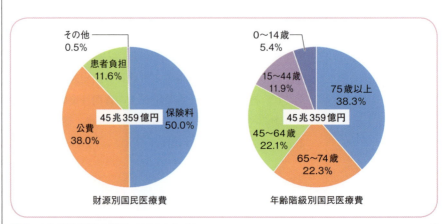

図3　国民医療費の構造（2021年度）　　　　　　　　　　　　　　　　　　（厚生労働省）[3]

1章 予防医学の理解

表3 住民の健康の保持の推進に関する目標

> (1) 特定健康診査の実施率に関する数値目標
> ・実施率を70%以上とする (2029年度)
> (2) 特定保健指導の実施率に関する数値目標
> ・実施率を45%以上とする (2029年度)
> (3) メタボリックシンドロームの該当者及び予備群の減少率に関する数値目標
> ・メタボリックシンドロームの該当者及び予備群の減少率を25%以上とする (2029年度)
> (4) たばこ対策に関する目標 (2029年度)
> ・都道府県においても禁煙の普及啓発等の取組を行う (都道府県で目標設定)
> (5) 予防接種に関する目標
> ・都道府県で目標設定
> (6) 生活習慣病等の重症化予防の推進に関する目標
> ・糖尿病の重症化予防の取組や, 高齢者の特性に応じた重症化予防の取組の推進に関する目標を設定
> (7) 高齢者の心身機能の低下等に起因した疾病予防・介護予防の推進に関する目標
> ・関係団体との連携を図り, 広域連合と市町村による一体的実施の推進に関する目標を設定する
> (8) その他予防・健康づくりの推進に関する目標
> ・生活習慣に関する正しい知識の普及啓発, 住民に対する予防・健康づくりに向けたインセンティブを提供する取組及びがん検診, 肝炎ウイルス検診等の特定健康診査以外の健診・検診に関する目標を設定する

第四期医療費適正化計画 (2024〜2029年度)　　　　　　　　　　　　　　　(厚生労働省)[4]

### 考えてみよう

**二次性骨折予防**:脆弱性骨折発症例に発生する新たな脆弱性骨折. 二次性骨折の予防は, 脆弱性骨折例に対して転倒予防を実施したり, 骨粗鬆症治療薬を投与したりする取り組み. したがって, 二次性骨折予防は三次予防に分類される.

### つながる知識

**骨粗鬆症**:低骨量と骨組織の微細構造の異常を特徴とし, 骨の脆弱性が増大し, 骨折の危険性が増大する疾患である.

の実施率の目標値は45%以上とされた (**表3**)[4]. その他, 生活習慣病予防に関する目標値が定められている.

● また高齢者骨折患者の増加が予想されているため, 早期発見をし骨折を予防するための骨粗鬆症検診受診率の向上, 機能予後悪化や新たな骨折を予防するための骨折手術後のリハビリテーションの実施が取り上げられている (➡考えてみよう, つながる知識).

# 6 介護保険制度と予防

## 1. 介護保険の仕組み

### 国試に出る

介護保険の基本的な仕組みはおさえておこう.

### ここが重要

**第2号被保険者の介護保険サービス利用**:40〜64歳の医療保険加入者のうち要介護 (要支援) 状態が加齢に伴う疾患 (特定疾患:末期がん, 関節リウマチなど16疾病) による場合にサービスを受けることができる.

● 介護保険制度は, 高齢者の介護を社会全体で支え合うことを目的に, 2000年4月に始まった (➡国試に出る).

● 介護保険制度の被保険者は, ①65歳以上の者 (第1号被保険者), ②40〜64歳の医療保険加入者 (第2号被保険者) である (**表4**)[5] (➡ここが重要).

● 介護保険サービスは, 65歳以上の者は原因を問わず要支援・要介護状態となったときに, 40〜64歳の者は末期がんや関節リウマチなどの加齢に伴う病気が原因で要支援・要介護状態になった場合に, 受けることができる.

● 介護保険の財源は税金が50%, 保険料が50%である (**図4**)[5].

● 高齢者人口の増加にともない, 要介護 (要支援) 認定者数は2000年に218万人

9

表4 介護保険制度の被保険者（加入者）

|  | 第1号被保険者 | 第2号被保険者 |
|---|---|---|
| 対象者 | 65歳以上の者 | 40〜64歳までの医療保険加入者 |
| 人数 | 3,525万人<br>(65〜74歳：1,730万人<br>75歳以上：1,796万人) | 4,192万人 |
| 受給要件 | ・要介護状態<br>（寝たきり，認知症等で介護が必要な状態）<br>・要支援状態<br>（日常生活に支援が必要な状態） | 要介護，要支援状態が，末期がん・関節リウマチ等の加齢に起因する疾病（特定疾病）による場合に限定 |
| 要介護（要支援）認定者数と被保険者に占める割合 | 645万人 (18.3%)<br>65〜74歳：73万人 (4.2%)<br>75歳以上：572万人 (31.8%) | 13万人 (0.3%) |
| 保険料負担 | 市町村が徴収（原則，年金から天引き） | 医療保険者が医療保険の保険料と一括徴収 |

第1号被保険者及び要介護（要支援）認定者の数は，「介護保険事業状況報告」によるものであり，平成30年度末現在の数．
第2号被保険者の数は，社会保険診療報酬支払基金が介護給付費納付金額を確定するための医療保険者からの報告によるもの（平成30年度内の月平均値）

(厚生労働省)[5]

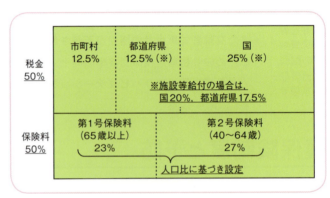

図4 介護保険の財源構成割合 (厚生労働省)[5]

であったのが，2020年には669万人と増加した．介護保険サービスの利用者数は2000年に149万人であったのが，2020年には494万人と3.3倍に達している．
- これにともなって介護保険の総費用も，2000年には3.6兆円であったが，2022年には11兆円に拡大している．

## 2. 介護保険の利用

- 介護保険の利用にあたっては，まず利用者（高齢者）または家族が市町村窓口に要介護認定申請を行う（図5）[5]．その後，要介護認定の調査，判定などが行

1章　予防医学の理解

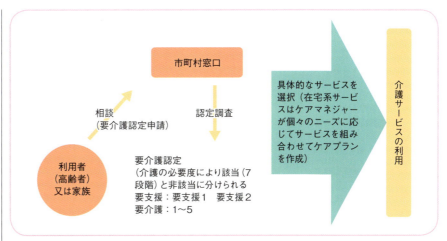

図5　介護保険制度利用の流れ　　　　　　　　　　　　　　　　　　　　（厚生労働省）5)

利用者（高齢者）または家族が市町村窓口に要介護認定申請を行う．その後，要介護認定の調査，判定などが行われ，該当（要支援1・2，要介護1〜5）と非該当に分けられる．要支援1・要支援2のどちらかに認定された者は予防給付の対象となる．

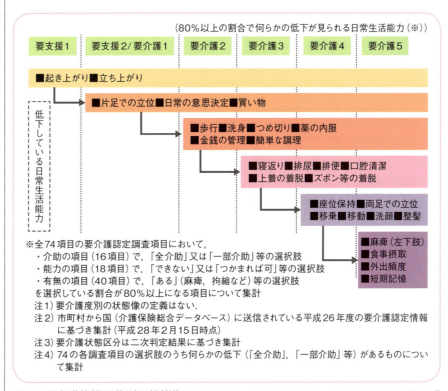

図6　要介護状態区分別の状態像　　　　　　　　　　　　　　　　　　　（厚生労働省）6)

われる．該当（要支援1・2，要介護1〜5）と非該当に分けられる（図6）6)．
- 要介護1〜5と認定された者は介護給付によるサービスを受けることができる（図7）5)．要支援1・要支援2のどちらかに認定された者は予防給付（後述）の対象となる．非該当者も要支援・要介護になるおそれのある者は地域支援事業

11

| 都道府県・政令市・中核市が指定・監督を行うサービス | 市町村が指定・監督を行うサービス |
|---|---|

<table>
<tr><td rowspan="2">介護給付を行うサービス</td><td>
◎居宅介護サービス<br>
【訪問サービス】<br>
○訪問介護<br>
（ホームヘルプサービス）<br>
○訪問入浴介護<br>
○訪問看護<br>
○訪問リハビリテーション<br>
○居宅療養管理指導<br>
<br>
【通所サービス】<br>
○通所介護（デイサービス）<br>
○通所リハビリテーション<br>
<br>
【短期入所サービス】<br>
○短期入所生活介護<br>
（ショートステイ）<br>
○短期入所療養介護<br>
<br>
○特定施設入居者生活介護<br>
○福祉用具貸与<br>
○特定福祉用具販売<br>
<br>
◎施設サービス<br>
○介護老人福祉施設<br>
○介護老人保健施設<br>
○介護療養型医療施設<br>
○介護医療院
</td><td>
◎地域密着型介護サービス<br>
○定期巡回・随時対応型訪問<br>
　介護看護<br>
○夜間対応型訪問介護<br>
○地域密着型通所介護<br>
○認知症対応型通所介護<br>
○小規模多機能型居宅介護<br>
○認知症対応型共同生活介護<br>
　（グループホーム）<br>
○地域密着型特定施設入居者<br>
　生活介護<br>
○地域密着型介護老人福祉施<br>
　設入所者生活介護<br>
○複合型サービス<br>
　（看護小規模多機能型居宅介<br>
　護）<br>
<br>
◎居宅介護支援
</td></tr>
<tr><td>
◎介護予防サービス<br>
【訪問サービス】<br>
○介護予防訪問入浴介護<br>
○介護予防訪問看護<br>
○介護予防訪問リハビリテー<br>
　ション<br>
○介護予防居宅療養管理指導<br>
<br>
【通所サービス】<br>
○介護予防通所リハビリテー<br>
　ション<br>
<br>
【短期入所サービス】<br>
○介護予防短期入所生活介護<br>
　（ショートステイ）<br>
○介護予防短期入所療養介護<br>
<br>
○介護予防特定施設入居者<br>
　生活介護<br>
○介護予防福祉用具貸与<br>
○特定介護予防福祉用具販売
</td><td>
◎地域密着型介護予防サービス<br>
○介護予防認知症対応型通所<br>
　介護<br>
○介護予防小規模多機能型居<br>
　宅介護<br>
○介護予防認知症対応型共同<br>
　生活介護<br>
　（グループホーム）<br>
<br>
◎介護予防支援
</td></tr>
</table>

図7　介護サービスの種類

このほか，居宅介護（介護予防）住宅改修，介護予防・日常生活支援総合事業がある．　　　　　　　　　　　　　　（厚生労働省）[5]

**用語解説**

地域包括ケアシステム：団塊の世代が75歳以上となる2025年を目途に，重度な要介護状態となっても住み慣れた地域で自分らしい暮らしを人生の最後まで続けることができるよう，住まい・医療・介護・予防・生活支援を一体的に提供するために構築されたシステム．

による介護予防サービスを受けることができる（5章の67頁参照）．
- 地域包括ケアシステム（➡用語解説）の中核の機関である地域包括支援センター（➡次頁の用語解説）には保健師・社会福祉士・主任ケアマネジャーが配置され，介護給付サービスの受付や情報提供を行いサポートしている．

## 3. 予防給付

- 予防給付は，要支援状態から要介護状態に進行しないように，予防に努めて日常生活を自力で送ることを目標とする．
- 要支援1・要支援2のどちらかに認定された者が対象となり「介護予防サービス」が給付される（図7）．

## 用語解説

**地域包括支援センター**：地域の高齢者の総合相談，権利擁護や地域の支援体制づくり，介護予防の必要な援助などを行い，高齢者の保健医療の向上及び福祉の増進を包括的に支援することを目的として，市町村が設置する機関.

## 文献

1) 厚生労働省：健康日本21（第三次）の推進のための説明資料, 2024. https://www.mhlw.go.jp/content/001234702.pdf
2) 厚生労働省：第14次労働災害防止計画, 2023. https://www.mhlw.go.jp/content/11200000/001116307.pdf
3) 厚生労働省：国民医療費の概況（令和3年度）. https://www.mhlw.go.jp/toukei/saikin/hw/k-iryohi/21/dl/data.pdf
4) 厚生労働省：第四期医療費適正化計画（2024〜2029年度）について, 2023. https://www.mhlw.go.jp/stf/seisakunitsuite/bunya/0000190705_00001.html
5) 厚生労働省老健局：介護保険制度の概要. https://www.mhlw.go.jp/content/000801559.pdf
6) 厚生労働省老人保健課：要介護認定の仕組みと手順, 2016. https://www.mhlw.go.jp/file/05-Shingikai-11901000-Koyoukintoujidoukateikyoku-Soumuka/0000126240.pdf

（萩野　浩，和田　崇）

## mini test

次の文章で，正しいものには○を，誤っているものには×を付けなさい.

(Q1) インフルエンザの予防接種は一次予防である.

(Q2) 健康日本21はポピュレーションアプローチによる取り組みである.

(Q3) 脳卒中予防のための減塩指導は，ハイリスクアプローチがふさわしい.

(Q4) 介護保険は市町村窓口で要介護認定審査を行う.

(Q5) 介護予防サービスの給付は要支援1，2のどちらかに認定された者が対象となる.

(Q6) 糖尿病患者への食事指導は二次予防である.

(Q7) 片麻痺患者の機能的作業療法は二次予防である.

(Q8) 理学療法・作業療法は三次予防においてのみかかわる.

(Q9) 特定保健指導の実施率の目標は30％とされている.

(Q10) 生活習慣の改善や適切な健診による疾患の予防は，医療費の抑制にもつながる.

[ 解答 ]

| | | |
|---|---|---|
| Q 1. | ○ | |
| Q 2. | × | 健康日本21ではポピュレーションアプローチとハイリスクアプローチを適切に組み合わせた対策が推奨されている. |
| Q 3. | × | ポピュレーションアプローチがふさわしい. |
| Q 4. | ○ | |
| Q 5. | ○ | |
| Q 6. | ○ | |
| Q 7. | × | 三次予防である. |
| Q 8. | × | 一次予防や二次予防にも活動の範囲は広がる. |
| Q 9. | × | 2024年から45％以上に設定された. |
| Q10. | ○ | |

column

## 予防給付と健康日本21の理解

### 1. 予防給付

予防給付は，要支援1または2と認定された人が対象となるサービスである．ケアマネジャーが作成したケアプラン（介護予防サービス計画）に基づいて，サービスを受けることができる．サービスは2種類に大別され，介護予防サービスと地域密着型介護予防サービスがある．前者は都道府県，後者は市町村の管轄となる．

サービスの内容は，主に自宅での食事や入浴の援助を受ける「訪問系サービス」，自宅から施設に通いリハビリテーションや介護を受ける「通所系サービス」，短期間施設に入所して介護や機能訓練などを受ける「短期入所系サービス」などがあげられる．このほか，福祉用具のレンタルや購入，家の改修も予防給付により利用可能である．

介護保険における予防給付以外の制度には，要介護者に対する介護サービスを提供する「介護給付」，すべての高齢者を対象とする「介護予防・日常生活支援総合事業（総合事業）」がある（図）．

### 2. 健康日本21

厚生労働省は，国民の健康増進と生活習慣病の予防を目的として「21世紀における国民健康づくり運動（健康日本21）」を展開している．第一次（2000年）では，がん，心臓病，脳卒中などの生活習慣病の予防や早期発見・早期治療を中心に，食生活の改善，適度な運動，禁煙などの健康づくりが推進された．第二次（2013年）ではメタボリックシンドロームの予防や精神健康の促進，子どもの健康問題への対応，さらには地域社会全体で健康づくりを進めることの重要性が加わった．2024年からは第三次の取り組みが始まった．社会と個人の健康課題の多様化をふまえ，「誰一人取り残さない健康づくり」が掲げられている．具体的には，女性特有の健康課題への対策や，健康に関心が薄い人でも自然に健康になれる環境づくりなどが含まれており，健康格差の縮小に向けた取り組みが今後展開されることとなる．

（永井宏達）

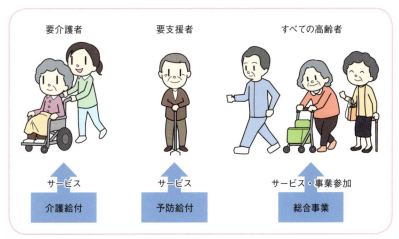

図　介護保険制度における各給付の位置づけ

## column

# 他機関・多職種との連携

リハビリテーション専門職 (以下，リハ専門職) による多職種連携を通した介護予防の実践と聞くとどのようなことをイメージするだろうか．

たとえば，医療機関に所属するリハ専門職が他の医療従事者と協働し，患者または住民を対象に実施する運動や栄養，閉じこもり予防などをテーマとした介護予防教室があげられる．また，リハ専門職は地域で介護予防を機能強化するために，地域リハビリテーション活動支援事業において多職種と連携することも期待されている[1]．具体的には，地域の医療・福祉関係者から構成される「地域ケア会議」において，個別ケースの自立支援を検討するなかで，リハ専門職として的確に課題を分析し，具体的な支援内容を提案することも重要な役割となる．さらに，住民運営の「通いの場」にリハ専門職として定期的に関与し，住民を対象とした継続的に実施できる運動指導や世話役への助言なども連携の一つである．

実際に連携を図る団体や職種としては，地域包括支援センターなどの自治体の関係者，保健師，相談員，行政職員，社会福祉協議会，地域住民などがあげられる．複数の団体や職種と連携を図ることで，介護予防の普及啓発と住民主体の活動は推進されていく．互いに異なる知識や考え方をもつ他機関や多職種が協働し，共通認識された目標を捉え，住民が「やりたい，続

けたい」と思う主体的な活動を支援していくことが求められる．

そのような連携を円滑にするためには，コミュニケーションスキルは欠かせないものである．自身の職種や他職種の役割と限界について理解を深め，対話を通して共感する態度を示し，目標達成に向けた適切な提案につなげることが重要となる．組織や職種の垣根を超えたパートナーシップが活発であるほど，新しいアイデアや価値観につながるため，他機関や多職種との連携は常日頃より大切にするべきである．

WHO が 提 唱 す る「Decade of Healthy Ageing (2021～2030)」では，行政や民間企業，教育機関が連携し，医療，保健福祉，労働，教育，環境，情報通信技術などの様々な視点から健康施策を捉える行動計画を示しており[2]，幅広いステークホルダー (利害関係者) との連携を図りながら，今後の介護予防を進めていくことが求められている．

### 文献
1) 厚生労働省：介護予防の推進について. https://www.mhlw.go.jp/file/05-Shingikai-12301000-Roukenkyoku-Soumuka/0000052328.pdf
2) World Health Organization：Decade of Healthy Ageing：Plan of Action (2021–2030). https://cdn.who.int/media/docs/default-source/decade-of-healthy-ageing/decade-proposal-final-apr2020-en.pdf?sfvrsn=b4b75ebc_28

(成田悠哉)

**2章**

# 運動による予防

### 到達目標

・運動・身体活動の定義，およびその健康への効果について理解し，説明することができる．
・質問紙および加速度計による運動・身体活動の評価法の特徴について理解し，説明することができる．
・国内外における運動・身体活動のガイドラインの概要，および理学療法士・作業療法士のかかわり方を理解し，説明することができる．

## 1 運動による予防の概要

### 1. 運動・身体活動の目的と意義

● 厚生労働省が公表した「身体活動・運動ガイド2023」において，「運動」はスポーツやフィットネスなどの，健康・体力の維持・増進を目的として計画的・定期的に実施する活動と定義されている[1]．

● 運動は，日常生活における家事・労働・通勤・通学などに伴う活動を指す「生活活動」とともに，「身体活動 (physical activity)」に包含される (図1)．身体活動は，安静にしている状態よりも多くのエネルギーを消費する，骨格筋の収縮を伴うすべての活動を指す．すなわち，身体活動には目的を問わず多様な活動が含まれており，運動よりも幅広い概念である (➡ つながる知識)．

● 運動・身体活動は，子ども・成人・高齢者を含む全世代の人，慢性疾患や障害を有する人，妊娠中および産後の女性を含む幅広い対象において，健康への効果が期待できる．このため，国内外における運動・身体活動に関するガイドライン (➡ 用語解説) により，科学的根拠に基づいて推奨される実施内容や量の目安が示されている．

### 2. 運動・身体活動の歴史的変遷

● 1990年頃までの運動・身体活動に関するガイドラインは，主に生理学的研究・実験的研究をその根拠としており，ジョギングなどいわゆる「運動」が推奨・重要とされていた．

● これに対して，1995年，米国疾病予防管理センター (Centers for Disease Con-

---

📝 **つながる知識**

運動以外の身体活動で消費されるエネルギーは，非運動性熱産生 Non-Exercise-Activity Thermogenesis (NEAT)と呼ばれている．

📋 **用語解説**

**ガイドライン**：特定の行動や活動を行う際の指針を，政府や団体が記したもの．

17

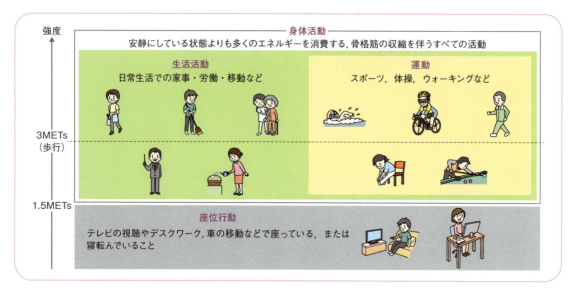

図1 運動・身体活動と座位行動の概念

### ここが重要

車より徒歩や公共交通機関での移動を選択する，自宅でも家事などで少しでも体を動かす，のように生活活動の積み重ねによる身体活動向上は予防の重要な視点である．

### 用語解説

**METs（metabolic equivalents）**：国際的に使用されている身体活動の強度を示す単位．安静座位時のエネルギー消費量を1として，その何倍のエネルギーを消費するかにより活動の強度が表される．

trol and Prevention：CDC）と米国スポーツ医学会（American College of Sports Medicine：ACSM）が，運動より身体活動をターゲットにしたガイドラインを発表したことが一つのターニングポイントとなった．

- 国内でも同様に疫学研究の結果が重視されるようになり，ガイドライン「健康づくりのための運動基準2006」では，運動に限らない身体活動全体が重視された．今日では，スポーツなどのいわゆる「運動」のみでなく，移動や家事などの「生活活動」を含めた，生活全体のなかでの身体活動の促進が，健康維持・増進に広く寄与することが国際的な共通認識となっている（→ ここが重要）．
- 身体活動への関心に引き続いて，2000年以降は座位行動（sedentary behavior）に関する研究が急速に増加した．座位行動は，「座位，半臥位または臥位の状態で行われるエネルギー消費量が1.5 METs（→ 用語解説）以下のすべての覚醒行動」と定義されている．具体的にはテレビの視聴やデスクワーク，車・電車・バス移動で座っている状態を指す．

## 3. 運動・身体活動に関するリハビリテーション専門職のかかわり

- 運動療法および身体活動支援は，リハビリテーション専門職による治療的・予防的介入の中核的手段であり，年代・疾患によらず，幅広く実施されている．
- 理学療法士・作業療法士が介入プログラムを組み立てる際には，大まかな指針となるガイドラインの内容を理解したうえで，個別性と安全性に十分配慮して，運動処方や身体活動支援を行う必要がある．
- 運動・身体活動の種類や強度によって，期待できる健康効果は異なるため，処方の前提となる知識として理解しておく必要がある．

## 4. 運動・身体活動の効果

- 運動・身体活動には，筋力，心血管機能，認知機能の改善を含む多様な効果が期待できる（図2）[2]．

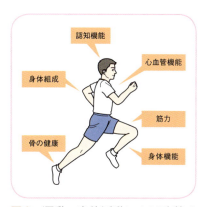

図2 運動・身体活動により改善するという強いエビデンスがある要素
(Lee IM, et al, 2012)[2] より一部改変

- WHOが2020年に公表した「身体活動・座位行動ガイドライン」[3-5] によると，運動・身体活動の実施は，循環器疾患，2型糖尿病，がんの予防，うつや不安の症状の軽減に寄与し，高齢者では転倒やそれに伴うけが，機能的能力低下の予防効果があるとされている．また，運動・身体活動の不足は，全世界における死亡に対する危険因子のなかで，高血圧，喫煙，高血糖に次ぐ4位に位置づけられている[6]．
- 生活活動を含めた身体活動は範囲が広く，ストレッチングや料理のような身体的負荷が比較的小さいものから，ランニングや雪かきのような負荷が大きいものまで含まれることから，強度によって分類されることが多い（表1）．
- 身体活動強度は低強度（1.6～2.9METs），中強度（3～5.9METs），高強度（6METs以上）に分類され（図3），特に中高強度（3METs以上）の身体活動で健康への恩恵が期待できるとして，CDC/ACSMのガイドライン以降，運動・身体活動指針における中核的な要素となっている．
- 中高強度の身体活動を実施している場合でも，座位行動が長ければ疾患や死亡のリスクが上昇することが報告されている[7]．このため，身体活動の増加とは別に，座位行動の時間を短縮する視点が重要視されるようになった．長時間の座位行動と健康アウトカムの関連について，実験的研究から示唆される潜在的メカニズムとして，糖代謝動態（血糖値，インスリン値）の悪化，血管内皮機能の低下，血圧の上昇などが想定されている[8]．

# 2 運動による予防のための評価

## 1. 運動・身体活動の評価方法

- 運動・身体活動の評価には様々な方法があり，それぞれに長所・短所があることから，目的や状況に合わせて使い分けられている．日常生活環境での身体活動の評価方法には，二重標識水法（→用語解説），機器装着法（歩数計・加速度計），申告法（質問紙・活動記録）などが代表的である．
- 実験室内ではない自由生活下では，二重標識水法が最も精確なゴールドスタン

**用語解説**

**二重標識水法**：水素と酸素の安定同位体で標識された水を経口投与したあと，定期的な採尿を行って分析することで，エネルギー消費量を評価する方法．

表1 運動と生活活動のMETs表

<table>
<tr><th colspan="5">身体活動</th></tr>
<tr><th></th><th>METs</th><th>運動</th><th>METs</th><th>生活活動</th></tr>
<tr><td rowspan="4">低強度</td><td>2.3</td><td>ストレッチング</td><td>1.8</td><td>立位（会話，電話，読書），皿洗い</td></tr>
<tr><td>2.5</td><td>ヨガ<br>ビリヤード</td><td>2.0</td><td>ゆっくりした歩行（平地，非常に遅い＝53m/分未満，散歩または家の中），料理や食材の準備（立位，座位），洗濯</td></tr>
<tr><td>2.8</td><td>座って行うラジオ体操</td><td>2.5</td><td>子供の世話，植物への水やり</td></tr>
<tr><td>3.0</td><td>ボウリング，ピラティス，太極拳</td><td>3.0</td><td>普通歩行（平地，67m/分，犬を連れて）</td></tr>
<tr><td rowspan="5">中強度</td><td rowspan="2">3.5</td><td rowspan="2">自体重を使った軽い筋力トレーニング（軽・中等度），体操（家で，軽・中程度），ゴルフ（手引きカートを使って）</td><td>3.3</td><td>カーペット掃き，フロア掃き，掃除機</td></tr>
<tr><td>3.5</td><td>歩行（平地，75～85m/分，ほどほどの速さ，散歩など），階段を下りる</td></tr>
<tr><td>4.0</td><td>卓球，ラジオ体操第1</td><td>4.0</td><td>自転車に乗る（≒16km/時未満，通勤），階段を上る（ゆっくり），高齢者や障害者の介護（身支度，風呂，ベッドの乗り降り）</td></tr>
<tr><td>4.5</td><td>テニス（ダブルス），水中歩行（中等度）</td><td>4.3</td><td>やや速歩（平地，やや速めに＝93m/分）</td></tr>
<tr><td>5.0</td><td>野球</td><td>5.0</td><td>かなり速歩（平地，速く＝107m/分）</td></tr>
<tr><td rowspan="4">高強度</td><td>6.0</td><td>ゆっくりとしたジョギング，ウェイトトレーニング（高強度，パワーリフティング）</td><td>6.0</td><td>スコップで雪かきをする</td></tr>
<tr><td>6.5</td><td>山を登る（0～4.1kgの荷物を持って）</td><td>7.8</td><td>農作業（干し草をまとめる，納屋の掃除）</td></tr>
<tr><td>8.0</td><td>サイクリング（約20km/時）</td><td>8.0</td><td>運搬（重い荷物）</td></tr>
<tr><td>11.0</td><td>ランニング（188m/分）</td><td>8.8</td><td>階段を上る（速く）</td></tr>
</table>

（厚生労働省，2023）[1]

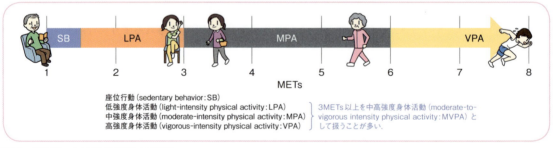

座位行動（sedentary behavior：SB）
低強度身体活動（light-intensity physical activity：LPA）
中強度身体活動（moderate-intensity physical activity：MPA）
高強度身体活動（vigorous-intensity physical activity：VPA）

3METs以上を中高強度身体活動（moderate-to-vigorous intensity physical activity：MVPA）として扱うことが多い．

図3 強度による身体活動の分類

### ここが重要

質問紙および加速度計による評価は，妥当性や得られる情報，実現可能性に関して異なる特徴があり，それらを理解したうえで選択する必要がある．

ダードであるが，調査によるコストが大きく，日常診療や大規模な調査では実用的とは言い難い．そのためここでは，臨床・地域の現場で比較的利用しやすい質問紙と加速度計を用いた評価方法（→ここが重要）について紹介する．

## 2. 質問紙による評価

● 日常生活でどの程度の身体活動を実施しているかを対象者が自己申告し，回答

2章 運動による予防

に基づいて身体活動を推定する方法である．通常，科学的・系統的な検証のプロセスを経て作成された既定の質問紙が利用される．

- 実施の簡便さ，対象者の負担の少なさが利点であり，低コストで大規模な調査も可能である．後述する加速度計を用いた方法とは異なり，身体活動の内容・場面・目的などを評価できることも質問紙の長所である．
- 短所としては，自己申告に基づく主観的な評価方法であるため，不精確な想起や社会的望ましさバイアス（→用語解説）の影響が避けられない．実際に質問紙による評価では，身体活動を過大評価しやすく，座位行動を過小評価しやすいことが報告されている．
- 国内外で広く使用され，適切な手順を経て日本語版にも翻訳されている質問紙として，WHOが作成した国際標準化身体活動質問表（International Physical Activity Questionnaire：IPAQ）がある[9,10]．
- IPAQは，平均的な1週間（またはこの1週間）における高強度の身体活動（強い身体活動），中等度の身体活動，歩行，座位行動の実施状況（日数および時間）を質問するもので，31項目からなるlong（詳細）版と9項目からなるshort（短縮）版の2種類がある．
- Long版は，仕事，移動，家事（庭仕事，家の手入れ，家族の介護を含む），余暇（運動，レクリエーションなど）の4つの身体活動の場面（ドメイン）別に質問する（→用語解説）．Short版では，これらの場面は設定されず，すべての身体活動を含む質問であることが注意書きされている（表2）．Long, short版いずれも，1回につき少なくとも10分間以上続けて行う身体活動（10分バウト）（→用語解説）に限定して聴取する．
- IPAQは，質問紙本文の日本語版とともに，スコアリングマニュアルがWeb上で無料公開されている[11]．Short版では表3のように各強度の活動に対してMETsが割り当てられており，聴取した週あたりの日数と1日あたりの活動時間を乗じて合計することにより，1週間あたりの身体活動量（METs・分/週）を算出することができる（→つながる知識）．
- また，WHOは，IPAQよりも少ない質問数（16項目）でドメイン別の身体活動を評価可能な世界標準化身体活動質問票（Global physical activity questionnaire：GPAQ）を開発している．普段の1週間の仕事（家事を含む），移動，余暇において，それぞれ1回当たり10分以上続く中強度，高強度の身体活動を実施する頻度・時間を聴取するものである[12]（→ここが重要）（→次頁のつながる知識）．

## 3. 加速度計による評価

- 加速度計法は，体動によって生じる加速度とエネルギー消費量や活動強度が正相関することを利用し，それらの身体活動指標を推定する客観的な評価方法である．
- 加速度計は加速度センサーを内蔵した活動量計（→次頁の用語解説）であり，それ

---

**用語解説**

社会的望ましさバイアス (socially desirability bias)：調査への回答者が，社会的に受け入れられやすく，または望ましくなるように報告内容を歪めてしまうこと．一般に，良い行動は実際より過大に，悪い行動は過小に報告する．

**用語解説**

身体活動の場面（ドメイン）：身体活動は強度だけでなく，実施する場面・目的によっても分類が可能である．余暇，移動，仕事，家事の4つに分けることが多い．

**用語解説**

バウト：中断されない（連続した）活動をバウト（bout）と呼ぶ．

**つながる知識**

自己申告形式では，活動時間合計が20時間以上，のように極端な回答に遭遇することがある．このためマニュアルには，データの切り捨てに関するルールや外れ値の基準が記載されている．

**ここが重要**

質問票は，評価対象を把握して使用する必要がある．IPAQ・GPAQいずれも，その有効性を示す研究が増加している「10分未満の細切れ身体活動」は評価の対象に含まれない．

21

**表2　IPAQ (short版，平均的な1週間) の日本語版**

以下の質問は，みなさまが日常生活の中でどのように身体活動を行っているか (どのように体を動かしているか) を調べるものです．平均的な1週間を考えた場合，あなたが1日にどのくらいの時間，体を動かしているのかをお尋ねしていきます．身体活動 (体を動かすこと) とは，仕事での活動，通勤や買い物などいろいろな場所への移動，家事や庭仕事，余暇時間の運動やレジャーなどのすべての身体的な活動を含んでいることに留意して下さい．

回答にあたっては，以下の点にご注意ください．
a. **強い身体活動**とは，身体的にきついと感じるような，かなり呼吸が乱れるような活動を意味します．
b. **中等度の身体活動**とは，身体的にやや負荷がかかり，少し息がはずむような活動を意味します．
以下の質問では，<u>1回につき少なくとも10分間以上続けて</u>行う身体活動についてのみ考えて，お答え下さい．

質問1a　平均的な1週間では，<u>強い</u>身体活動 (重い荷物の運搬，自転車で坂道を上ること，ジョギング，テニスのシングルスなど) を行う日は何日ありますか？

　　　　□　週＿＿＿＿＿日　□　ない (→質問2aへ)

質問1b　強い身体活動を行う日は，通常，1日合計してどのくらいの時間そのような活動を行いますか？

　　　　□　1日＿＿＿＿＿時間＿＿＿＿＿分

質問2a　平均的な1週間では，<u>中等度</u>の身体活動 (軽い荷物の運搬，子供との鬼ごっこ，ゆっくり泳ぐこと，テニスのダブルス，カートを使わないゴルフなど) を行う日は何日ありますか？**歩行やウォーキングは含めないで**お答え下さい．

　　　　□　週＿＿＿＿＿日　□　ない (→質問3aへ)

質問2b　中等度の身体活動を行う日には，通常，1日合計してどのくらいの時間そのような活動を行いますか？

　　　　□　1日＿＿＿＿＿時間＿＿＿＿＿分

質問3a　平均的な1週間では，10分間以上続けて<u>歩く</u>ことは何日ありますか？ここで，**歩く**とは仕事や日常生活で歩くこと，ある場所からある場所へ移動すること，あるいは趣味や運動としてのウォーキング，散歩など，全てを含みます．

　　　　□　週＿＿＿＿＿日　□　ない (→質問4へ)

質問3b　そのような日には，通常，1日合計してどのくらいの時間歩きますか？

　　　　□　1日＿＿＿＿＿時間＿＿＿＿＿分

質問4　最後の質問は，毎日座ったり寝転んだりして過ごしている時間 (仕事中，自宅で，勉強中，余暇時間など) についてです．すなわち，机に向かったり，友人とおしゃべりをしたり，読書をしたり，座ったり，寝転んでテレビを見たり，といった全ての時間を含みます．なお，睡眠時間は**含めないで**下さい．平日には，通常，1日合計してどのくらいの時間座ったり寝転んだりして過ごしますか？

　　　　□　1日＿＿＿＿＿時間＿＿＿＿＿分

(東京医科大学)[11]

---

## つながる知識

身体活動関連の知識やツールを提供するWebサイト「身体活動研究プラットフォームJapan Physical Activity Research Platform (JPARP)」に，質問紙 (IPAQ・GPAQを含む) と関連論文のリストがリンクとともに掲載されている[8].

## 用語解説

**活動量計**：人の身体活動状況を客観的に評価する機器であり，歩数計pedometerも活動量計に含まれる．加速度計accelerometerは，加速度センサーを内蔵した活動量計を指す．

## ここが重要

加速度計を利用することで，日常生活に散在する細切れの身体活動や低強度の身体活動のように，質問紙 (自己申告) で把握しにくい詳細な情報が得られる．

---

に加えて，時計，A/D変換機，プロセッサ，メモリおよび電池などが内蔵されている．振り子式の歩数計とは異なり，歩数のみでなく，日常生活における様々な強度の身体活動や座位行動を識別し，その頻度や持続時間を評価するとともに，1日ごとの変動なども把握することが可能である (➡ここが重要).

表3　IPAQ short版における各強度の説明（具体例）と割り当てMETs

| 活動強度 | 説明 | 具体例 | METs |
|---|---|---|---|
| 高強度 | 身体的にきついと感じるような，かなり呼吸が乱れるような活動 | 重い荷物の運搬，自転車で坂道を上ること，ジョギング，テニスのシングルスなど | 8 |
| 中等度 | 身体的にやや負荷がかかり，少し息がはずむような活動 | 軽い荷物の運搬，子供との鬼ごっこ，ゆっくり泳ぐこと，テニスのダブルス，カートを使わないゴルフなど（歩行やウォーキングは含めない） | 4 |
| 歩行 | ― | 仕事や日常生活で歩くこと，ある場所からある場所へ移動すること，あるいは趣味や運動としてのウォーキング，散歩など | 3.3 |

## つながる知識

2011年以降の調査では，ActiGraphの装着部位が腰部から手首へと変更された．手首に装着する利点は，対象者の負担軽減と測定のコンプライアンス向上である．

## 用語解説

エポック長（epoch length）：活動評価の最小単位時間．1分間とする評価が多かったが，より短いエポック長が用いられることも多くなっている．

## 用語解説

カットポイント：ここでは活動を識別する閾値を指す．Freedson（1998）の成人向けのカットポイントでは，1分あたりのcount（count per minute[cpm]）が99cpm以下のエポックを座位行動，100〜1951cpmのエポックを低強度身体活動，1952cpm以上のエポックを中高強度身体活動として分類する．

- 加速度計の短所としては，身体活動のドメインは判別できないこと，機器の購入や維持にコストがかかること，1日中装着を求めることで対象者の負担が大きいこと，水中での活動は評価できないことなどがあげられる．質問紙と加速度計による身体活動評価の特徴について，表4に示す．なお，自転車，坂道，重い荷物を持っての移動などにおいては，加速度の大きさは必ずしもエネルギー消費量と対応しない[13]．

- 国内外において様々な加速度計の機種が開発され，使用されている．欧米諸国ではActiGraph（アクチグラフ社，米国）が主に使用されており，米国民の健康に関連する代表的調査であるNational Health and Nutrition Examination Survey（NHANES）でも用いられている（➡つながる知識）．ActiGraphでは，独自指標であるcount（アクチグラフ社が設定した任意の加速度積算単位）をエポック長（➡用語解説）に応じて積算し，設定したカットポイント（➡用語解説）に基づいて強度別の身体活動や座位行動の時間を算出可能である[14]．

- データ測定の例として，職業の異なる一般成人3名の1日の測定データと解析結果を図4に示す．デスクワーカーは，診療業務で立位姿勢をとることが多い理学療法士に比較し，勤務中と予想される日中にはほとんど身体活動がみられず，座位行動が長い．

- 国内の研究で広く使用されているオムロンヘルスケア社のActive style ProではActiGraphと同じような指標が算出できるマクロが前述の身体活動研究プラットフォーム[15]で無償提供されており，ユーザー登録を行うことで利用可能である．

- これらの専門家による利用を想定した加速度計に対して，近年では消費者向け加速度計（Apple WatchやFitbit）が一般に広く普及している．推定精度や大容量データの分析のしやすさを重視した研究用の加速度計と比べて，消費者向けモデルでは，スマートフォンなどとの連携によって活動をセルフモニタリング

表4 質問紙と加速度計による身体活動評価の比較

| | 質問紙 | 加速度計 |
|---|---|---|
| **妥当性や得られる情報** | | |
| 妥当性 (精度) | 主観的な方法であり，低い (不精確な想起や社会的望ましさバイアスの影響) | 客観的な方法であり，比較的高い |
| 強度の情報 | 評価できるが，活動内容と強度を対応させる場合の妥当性に問題 (個人差) がある | 設定された基準に基づき，様々な強度の身体活動や座位行動を識別して評価できる |
| 細切れ活動の情報 | IPAQやGPAQでは10分以上の活動に限定しており，評価できない | 評価できる |
| 1日単位・数時間単位の情報 | 評価できない | 評価できる |
| 場面 (ドメイン) の情報 | 評価できるものが多い (IPAQ short版のように場面を区別しない質問紙もある) | 評価できない |
| 入水時の活動の情報 | 評価できる | 評価できない (防水機能によりシャワー可の機器もある) |
| 対象者の行動への影響 | 過去を想起させる形式のため，行動そのものには影響しない | 装着や表示される数値が動機づけとなって，活動が増加することがある |
| **実現可能性 (実施しやすさ)** | | |
| 対象者の負担 | 想起して，回答するのみで，負担が小さい | 入浴・睡眠などを除いて1日中，一定期間装着する必要があり，負担が大きい |
| 費用 | 安価 (ただし，購入が必要な質問紙もある) | 機器の導入・維持費用がかかる |
| 欠測 | 自己記入式 (特に郵送調査) では記入漏れが生じやすい | 装着忘れや，装着時間の不足による欠測が生じることがある |

する機能や，外見のスマートさ，装着しやすさがより重視されており，行動変容介入のツールとして利用しやすくなっている.
- なお，歩数などの測定値が機器の画面などに表示されると，それ自体が動機づけとなって身体活動が増えることが知られており，普段の日常生活との乖離が生じる．このため，通常の身体活動を正確に評価するためには，記録が表示されない設定が推奨される.

# 3 運動による疾患・障害予防

## 1. 一次予防

- WHOが2020年に公表した「身体活動・座位行動ガイドライン」において，一次予防の主たる対象となる成人 (18〜64歳) および高齢者 (65歳以上) に対して推奨されている内容を図5に示す ( つながる知識).

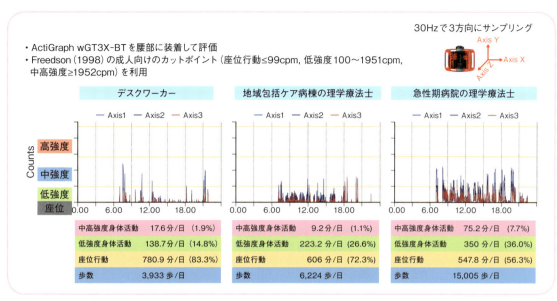

図4 ActiGraphによる身体活動評価の例

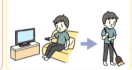

図5 WHO身体活動・座位行動ガイドライン（2020年）における成人（18～64歳）・高齢者（65歳以上）への推奨

- 推奨の概要として，成人には①週に一定時間以上の有酸素性の身体活動をすること，②週2日以上の筋力強化のための活動（レジスタンストレーニング）をすること，③座っている時間をできるだけ減らすことの3点がある．高齢者に対してはさらに，④週3日以上のマルチコンポーネント（複合的）身体活動をすることも含まれる．

表5　WHO身体活動・座位行動ガイドラインのキーメッセージ

| 1.　身体活動は心身の健康に寄与する |
| --- |
| 定期的な身体活動は，世界の死亡者数の4分の3近くを占める心臓病，2型糖尿病，がんといった疾病の予防・管理に貢献する．また，身体活動は，うつや不安の症状を軽減し，思考力，学習力，総合的な幸福感を高める． |
| 2.　少しの身体活動でも何もしないよりは良い．多いほうがより良い |
| 健康と幸福のために，少なくとも，成人では週に150〜300分の中強度の有酸素性の身体活動（または，それと同等の量の高強度の有酸素性の身体活動）が，子どもや青少年では1日平均60分の中強度の有酸素性の身体活動が推奨される． |
| 3.　すべての身体活動に意味がある |
| 仕事やスポーツ，余暇，移動（ウォーキング，スケートボード，サイクリング）だけでなく，日常の生活活動や家事も身体活動に含まれる． |
| 4.　筋力強化はすべての人の健康に役立つ |
| 高齢者（65歳以上）は，転倒予防と健康増進のために，筋力の強化だけでなく，バランスと協調（身体の各部位を調和して思い通りに動かせる能力）を重視した身体活動を取り入れるべきである． |
| 5.　座りすぎで不健康になる |
| 座りすぎは心臓病，がん，2型糖尿病のリスクを高める．座りっぱなしの時間を減らし，身体活動を行うことは健康に良い． |
| 6.　身体活動を増やし，座位行動を減らすことにより，妊娠中および産後の女性，慢性疾患のある人や障害のある人を含むすべての人が健康効果を得られる． |

（WHO）[5]より一部改変

### 用語解説

**マルチコンポーネント(複合的)身体活動**：筋力・バランス・有酸素性能力など複数の体力要素を高めることができる活動内容であり，ダンスや太極拳も含まれる．

### 用語解説

**健康づくりのための身体活動・運動ガイド2023**：国内の身体活動・運動の指針を10年ぶりに改訂するもので，対象者別の推奨事項や身体活動・運動に係る参考情報が示されており，実践的なツールとしても利用できる．

### ここが重要

多要素の運動の推奨や座位行動の減少など，「健康づくりのための身体活動・運動ガイド2023」の基本的な内容はWHOのガイドラインと一致しているが，身体活動の量はより高い水準が推奨されている．

- マルチコンポーネント身体活動（➡用語解説）は，成人向けの推奨には含まれない一方，転倒予防などを目的として，（移動能力が低下したものに限定せず）すべての高齢者に推奨される．

- このガイドラインのキーメッセージを**表5**に示す．1〜4は身体活動，5は座位行動，6は両方に関連する内容となっている．1〜6とは別に，"EVERY MOVE COUNTS"（ちょっとした身体活動にも意味がある）というメッセージも強調されている．個人の意欲や時間的な制約から運動としての身体活動が十分確保できない場合であっても，外出や趣味活動，家事動作などを通じて，身体活動を少しでも増やす・続けることが有益かつ実用的であると考えられる．

- 厚生労働省が策定した「健康づくりのための身体活動・運動ガイド2023」（➡用語解説）の推奨事項一覧を**表6**に示す．

- WHOのガイドラインの「中強度身体活動を週150分」は強度を3METsと想定すれば週7.5METs・時，1日あたりの時間では約20分と単純計算できる．このため，日本人向けの推奨値はWHOのガイドラインより高めの設定となっていることがわかる（➡ここが重要）．一方で，身体活動の頻度や時間に関する定量的な推奨事項のみでなく，全体の方向性として「個人差等をふまえ，強度や量を調整し，可能なものから取り組む．今よりも少しでも多く身体を動かす」のような定性的な推奨事項も含まれている．

表6　「健康づくりのための身体活動・運動ガイド2023」の推奨事項

| | 身体活動 | | 座位行動 |
|---|---|---|---|
| 高齢者 | 歩行又はそれと同等以上の（3METs以上の強度の）身体活動を**1日40分以上**（1日約**6,000歩以上**）（＝週15METs・時以上） | **運動**<br>有酸素運動・筋力トレーニング・バランス運動・柔軟運動など多要素な運動を**週3日以上**<br>【筋力トレーニングを週2～3日】 | **座りっぱなしの時間が長くなりすぎないように注意する**（立位困難な人も，じっとしている時間が長くなりすぎないように，少しでも身体を動かす） |
| 成人 | 歩行又はそれと同等以上の（3METs以上の強度の）身体活動を**1日60分以上**（1日約**8,000歩以上**）（＝週23METs・時以上） | **運動**<br>息が弾み汗をかく程度以上の（3METs以上の強度の）運動を**週60分以上**（＝週4METs・時以上）<br>【筋力トレーニングを週2～3日】 | |

（厚生労働省，2023）[1]より一部改変

## 2. 二次予防

- 二次予防の対象となる慢性疾患（高血圧，2型糖尿病など）を有する成人および高齢者に対しては，WHO・厚生労働省いずれのガイドラインも，成人・高齢者向けの推奨事項が基本的な目安にはなるが，専門家・医療者のアドバイスを受けることが望ましいとしている．
- 推奨事項はあくまで目安としてとらえ，個人の身体機能・体力や背景因子をふまえて活動レベルを調整し，柔軟な運動処方や目標設定を行うことが求められる．また，健康上の理由で推奨される身体活動を実施できない場合でも，身体機能・体力の許す範囲でできる限り活動量を増やすことが望ましい．
- 「健康づくりのための身体活動・運動ガイド2023」では，疾患の特性に応じて，運動の内容に関する特記事項や注意点が提示されている（表7）（⮕臨床では）．たとえば，糖尿病を有する場合には，インスリン抵抗性（⮕用語解説）の改善を目的に運動を行わない日が2日以上続かないようにすることや，高血圧を有する場合には，運動による独自効果の持続時間はほぼ1日のため，なるべく毎日実施することなどが推奨される．

## 3. 三次予防

- WHOの「身体活動・座位行動ガイドライン」では，障害のある成人（脊髄損傷者や脳卒中既往者など）にも，身体活動・運動による健康効果（身体機能・認知機能の改善など）が得られるとして推奨している．すなわち，三次予防においても運動・身体活動は効果が期待できる介入手段である．
- 成人・高齢者向けの場合と同様に，有酸素性身体活動，筋力向上活動，座位時

---

**臨床では**

運動・身体活動によって悪化する可能性のある合併症・運動器の痛みや変形があるため，適切なリスク管理が求められる．

**用語解説**

**インスリン抵抗性**：インスリンの作用が十分に発揮できず，筋や脂肪組織の糖取り込み能が低下した状態．

表7 「健康づくりのための身体活動・運動ガイド2023」における慢性疾患を有する人についての"身体活動"推進

| 疾患 | エビデンス | 推奨の目安 | | 注意点 |
|---|---|---|---|---|
| | | 全体 | 各疾患の特記事項 | |
| 高血圧 | 高血圧の改善に強いエビデンス. 心血管疾患の予防, 身体機能や健康関連QOLにも中程度のエビデンス. | ・週150分以上の定期的な中強度の身体活動(1日30分以上)<br>・筋力トレーニング週2〜3日<br>・筋力トレーニングは低強度から開始し体力・病態にあわせて漸増する. | 高強度・高用量で出血性脳卒中のリスクの可能性あり, 推奨量以上は慎重にする. | 180/110mmHg(家庭血圧160/100mmHg)以上の場合はまず血圧をコントロール. 脳心血管疾患のある場合は行える範囲を事前に確認する. β遮断薬などの降圧薬で運動時に脈が上がりにくいことに留意. |
| 2型糖尿病 | 有酸素性身体活動や筋力トレーニング, あるいはその組み合わせによる運動療法は, 血糖コントロールや心血管疾患の危険因子を改善させる(強いエビデンス). 身体機能やQOLにも改善効果が期待できる. | | 非運動日が2日以上続かない.<br>筋力トレーニング:週2〜3日, 連続しない日で禁忌でなければ両方を行う.<br>日常の座位時間が長くならないように軽い活動を合間に行う. | 低血糖の有無, 合併症の有無を事前確認.<br>心血管疾患のスクリーニングに関しては, 一般的には無症状, かつ, 行う運動の強度が軽度〜中等度の運動(速歩など日常生活活動の範囲内)であれば必要ない. |
| 脂質異常症 | 週150分以上の定期的な中強度の有酸素性身体活動は脂質異常症を改善させる. | | 筋力トレーニングについて, 脂質異常症を改善させるか否かは不明瞭であるが, 筋力及び身体機能を高め, 生活機能の維持・向上が期待できる. | 脂質異常症治療薬(スタチン系)使用時に筋力低下や筋肉痛をきたすことがある. |
| 変形性膝関節症 | 疼痛の改善や身体機能の改善に強いエビデンス. 健康関連QOL, 疾患進行抑制については, 中程度のエビデンス. | | 有酸素運動(陸上でも水中でも), 筋トレ, 柔軟性運動, Mind-body exercise(太極拳, ヨガ, 気功など)いずれも疼痛軽減や身体機能向上に効果あり.<br>指導下の運動では週に3回以上の実施が疼痛軽減に効果的. 8〜12週計24回以上が目安. | 運動で悪化する疼痛がある, 高度の変形を有する又は歩行や日常生活動作が不安定な人は要チェック. |

(厚生労働省, 2023)[1]より一部改変

間の短縮・置き換え, マルチコンポーネント身体活動(高齢者のみ)が推奨されるが, 二次予防の場合以上に, 個別性や安全性への配慮が重要となる.

● 立位困難な場合でも, 少しでも身体を動かすことが推奨されている. 表1に示されている「座って行うラジオ体操(2.8METs)」のように, 1.5METs以上の活動であれば, 座位姿勢であっても「座位行動(sedentary behavior)」とはみな

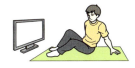

テレビの視聴 　　　　　　　　　　座位での体操や筋力トレーニング

座位姿勢で，1.5 METs 以下の活動強度　　　座位姿勢だが，1.5 METs 以上の活動強度

座位行動（sedentary behavior）に該当する　　座位行動（sedentary behavior）に該当せず，身体活動である

図6　座位姿勢での行動（sitting behavior）と座位行動（sedentary behavior）

> **考えてみよう**
> "sedentary behavior"の日本語訳として，座位行動が適切であるかは議論がある．どのような表現・用語が考えられるだろうか．

されない（図6）．つまり，"sedentary behavior"と"sitting behavior"は明確に区別されている．すなわち，車椅子利用者や移動能力障害を有する高齢者のように立位での活動が困難な対象にとっても，"sedentary behavior"の短縮は適用可能な推奨事項である[4]（→考えてみよう）．

## 4 理学療法・作業療法の役割

- 理学療法士・作業療法士が従来から中心的役割を担ってきたのは，重症化予防や機能回復を目的とした介護施設・医療機関におけるリハビリテーション（三次予防）であり，運動療法はその主たる介入手段である．
- 理学療法士・作業療法士が運動処方を行うにあたっては，ただやみくもに身体を動かすことを推奨するのではなく，基礎医学（解剖学・運動学・生理学）および臨床医学（内科学・整形外科学など）の知識に基づいて，適切かつ安全なプログラムを提供することが求められる．
- 例として，足関節内反捻挫の再発予防を目的とした運動療法では，足関節内返しを防止する筋（腓骨筋群）の筋力強化や，固有感覚受容器に着目したバランストレーニングのように，目的に合わせた運動内容を選択する必要がある．
- また，生活習慣病リスクの高い成人に対する保健指導（二次予防）や，地域の一般高齢者を対象とした啓発事業・介護予防教室（一次予防）など，活躍の場は広がっている．
- 医療機関・入所施設であれば医師・看護師と，地域であれば行政の担当者や保健師，そして住民，というように，連携をとる必要がある関係者は異なる．しかし，いずれの予防の段階においても理学療法士・作業療法士は，運動・身体活動の専門家としてのかかわりが求められる．

## 文献

1) 厚生労働省：健康づくりのための身体活動・運動ガイド2023. https://www.mhlw.go.jp/stf/seisakunitsuite/bunya/kenkou_iryou/kenkou/undou/index.html
2) Lee IM, et al：Effect of physical inactivity on major non-communicable diseases worldwide：an analysis of burden of disease and life expectancy. Lancet, 380 (9838)：219-229, 2012.
3) WHO：WHO guidelines on physical activity and sedentary behaviour, 2020. https://www.who.int/publications/i/item/9789240015128
4) Bull FC, et al：World Health Organization 2020 guidelines on physical activity and sedentary behaviour. Br J Sports Med, 54 (24)：1451-1462, 2020.
5) 日本運動疫学会：WHO身体活動・座位行動ガイドライン要約版の日本語訳. http://jaee.umin.jp/news210211.html
6) WHO：Global health risks：mortality and burden of disease attributable to selected major risks, 2009. https://www.who.int/publications/i/item/9789241563871
7) Biswas A, et al：Sedentary time and its association with risk for disease incidence, mortality, and hospitalization in adults：a systematic review and meta-analysis. Ann Intern Med, 162 (2)：123-132, 2015.
8) 小﨑恵・他：座位行動と心血管代謝疾患：実験的研究に基づくエビデンスとメカニズム. 体力科学, 71 (1)：147-155, 2022.
9) 村瀬訓生・他：身体活動量の国際標準化-IPAQ日本語版の信頼性, 妥当性の評価-. 厚生の指標, 49 (11)：1-9, 2002.
10) Craig CL, et al：International physical activity questionnaire：12-country reliability and validity. Med Sci Sports Exerc, 35 (8)：1381-1395, 2003.
11) 東京医科大学公衆衛生学分野：質問紙・調査票. https://www.tmu-ph.ac/
12) Bull FC, et al：Global physical activity questionnaire (GPAQ)：nine country reliability and validity study. J Phys Act Health, 6 (6)：790-804, 2009.
13) 熊谷秋三・他：三軸加速度センサー内蔵活動量計を用いた身体活動量, 座位行動の調査と身体活動疫学研究への応用. 運動疫学研究, 17 (2)：90-103, 2015.
14) アクチ・ジャパン株式会社：アクティビティ（活動量）測定方法. https://actigraphcorp.jp/
15) 身体活動研究プラットフォーム（Japan Physical Activity Research Platform：JPARP）：http://paplatform.umin.jp/index.html

（上村一貴）

## mini test

次の文章で，正しいものには○を，誤っているものには×を付けなさい.

**Q1** 運動は，日常生活における家事・労働・通勤・通学などに伴う活動を指す生活活動とともに身体活動に含まれる.

**Q2** 活動強度が1.5METsを上回る体操であっても，姿勢が座位である場合には，身体活動・運動には含まれない.

**Q3** 質問紙による運動・身体活動の評価のほうが，加速度計による評価よりも精確である.

**Q4** 加速度計により，日常生活における様々な強度の身体活動や座位行動を識別し，その頻度や持続時間を評価することができる.

**Q5** 理学療法士・作業療法士は「身体活動・運動に関するガイドライン」を遵守し，どのような対象にも一律で運動を処方することが求められる.

**Q6** 高血圧や2型糖尿病のように慢性疾患を有する場合には，疾患の特性に応じて，運動の内容に関するポイント・注意点が存在する.

**Q7** 厚生労働省が策定した「健康づくりのための身体活動・運動ガイド2023」には，座位行動に関する推奨事項が含まれている.

**Q8** 高齢者が実施する運動内容として，筋力増強運動のみが推奨される.

**Q9** 三次予防には，医療機関や介護施設で行われるリハビリテーションが含まれる.

**Q10** 理学療法士・作業療法士には，ガイドラインを目安として理解したうえで，対象の個別性や安全性に配慮した運動プログラムを処方することが求められる.

---

[ 解答 ]

| | | |
|---|---|---|
| Q 1. | ○ | |
| Q 2. | × | 座位姿勢でも，1.5 METs以上の強度の場合，身体活動に分類される. |
| Q 3. | × | 一般的には加速度計による評価のほうが精確とされる. |
| Q 4. | ○ | |
| Q 5. | × | ガイドラインを理解したうえで，個人の特性・健康状態に応じた運動処方が求められる. |
| Q 6. | ○ | |
| Q 7. | ○ | |
| Q 8. | × | 高齢者には有酸素運動やバランス運動など，筋力増強運動以外の要素も推奨される. |
| Q 9. | ○ | |
| Q 10. | ○ | |

## column

# スポーツ外傷・障害の予防

スポーツ外傷・障害の予防においては，一次予防としてスポーツ現場での適切な予防策の立案・実施が欠かせない．そこで本コラムでは，主にスポーツ現場での予防について概説する．

van Mechelenらは，スポーツ外傷・障害予防の実践モデル（図1）[1]を示した．これは，①障害調査（疫学調査），②リスク因子と受傷メカニズムの特定，③予防介入，④効果検証のための障害調査，の4段階を繰り返すことで外傷・障害を予防する考え方である．この考え方は，スポーツ現場にそのまま応用することができる．

スポーツ外傷・障害は競技特性の影響が強く，障害調査を行うことで予防すべき外傷・障害を把握することができる．また，その優先順位を考える際に，発生率だけでなく重症度も考慮する必要がある．なかでも，生命予後や後遺障害の発生にかかわる重症事故の予防は，最優先事項として取り組むべき課題である．発生率は，活動単位（athlete exposure）あたりの発生数，重症度は時間的損失（離脱日数，参加できなかった試合・練習数）で表されることが多い．

スポーツ現場では，外傷・障害発生時に適切な記録を残すことで，その集団や選手に特有の傾向を明らかにすることができる．そのため，選手本人や指導者への報告や情報共有の方法について，事前に決めておくとよい．記録の具体的な方法については関係学会からの提言[2]により標準化が図られており，参照されたい．

リスク因子と受傷メカニズムの関係については，Bahrらのモデル（図2）[3]にあるように，素因をもつ選手が外的リスクファクターに曝された際に，誘因となる要素が重なることで外傷・障害が発生する．スポーツ現場では内的要素だ

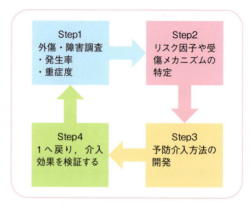

**図1** スポーツ外傷・障害予防の実践モデル
(van Mechelen, 1992)[1]より一部改変

けでなく，環境整備など外的要素へのアプローチも必要である．

実際の予防介入では，外傷と障害で考え方を変えるべきである．

外傷は外的リスクファクターの影響が大きく，環境整備や啓蒙活動が重要である．具体的には，ヘルメットなどの保護用具の適切な使用，防護ネットなど器具・用具の点検，選手や指導者への安全講習などがあげられる．

障害予防はまず内的リスクファクターに対してリハビリテーション的視点からアプローチを行う必要がある．また，コンディション不良もオーバーユースによるスポーツ障害発生の大きな要因である．選手のコンディションを把握するために，近年ではウェアラブルセンサーやコンディション管理アプリの利用が広がっている．

### 文献
1) van Mechelen W, Hlibil H, Kemper HCG：Incidence, Severity, Aetiology and Prevention of Sports Injuries：A Review of Concepts. Sport Med, 14(2)：82-99, 1992.

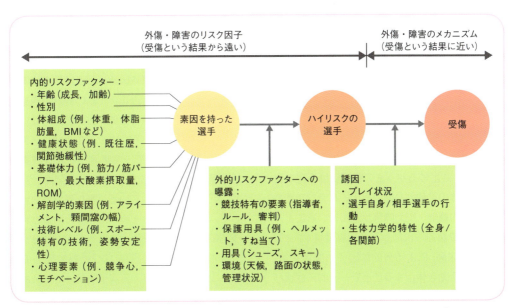

図2 外傷・障害要因モデル　　　　　　　　　　　　　　　　　　　　　　　　　　　　（Bahr, et al, 2005)[3]より一部改変

2) 砂川憲彦, 真鍋知宏・他：スポーツ外傷・障害および疾病調査に関する 提言書：日本臨床スポーツ医学会・日本アスレティックトレーニング学会共同声明. 日臨スポーツ医誌, 30(2)：317-331, 2022.
3) Bahr R, Krosshaug T：Understanding injury mechanisms：A key component of preventing injuries in sport. Br J Sports Med, 39(6)：324-329, 2005.

（小松　稔）

## column

# スポーツ障害における再発予防

　運動を楽しむために始めたスポーツが，スポーツ障害を引き起こすことでかえって生活の質を下げてしまう．これは一部のトップアスリートに限らず，スポーツを行うすべての人に当てはまる．

　スポーツ障害とは，スポーツ活動によって生じる痛みを主症状とする身体の障害を指す．一般的にスポーツ障害は使い過ぎ（オーバーユース）によって生じるが，その背景には不良な動作や，身体の柔軟性や筋力不足，バランス能力低下などの機能・能力障害が潜んでいることがほとんどである．また，不適切な環境（ウェアや用具，床面）による外的な因子も関係する．スポーツ活動を休止することで一時的に症状が軽減するものの，根本的な原因が改善されないまま活動を再開することで再発を繰り返し，慢性化することが問題となっている．

　スポーツ障害の予防の考え方として，介護予防のような3段階の予防（一次，二次，三次予防）が重要視されている．一次予防はスポーツ障害を起こさないための身体や動きづくり，二次予防は早期発見とその対応，三次予防はスポーツ障害後の再発予防である．一次・二次予防として代表的なものは野球肘検診であり，近年全国的に展開されている．筆者はスポーツ現場における地域少年野球チームの野球肘検診を通して，選手の肘肩の投球障害予防に向けたストレッチングやエクササイズの指導（一次予防），医師と連携して，身体測定と超音波画像診断装置を用いた投球障害の早期発見と対応（二次予防）に携わっている．また理学療法士として，スポーツ障害を負った患者の治療と再発予防に向けた指導を行っている（三次予防）．

　スポーツ障害の主要リスクとして過去のスポーツ障害歴があり，三次予防だけではスポーツ障害予防として不十分である．スポーツ現場での一次・二次予防が必要であり，これにかかわるセラピストが増加することが望まれる．現状では各段階での予防活動は別々に行われているが，将来的にはそれぞれを包括的に行うための環境整備が必要である．

（大路駿介）

# 3章 栄養による予防

### 到達目標

- 栄養による予防の意義・目的を理解し，説明することができる．
- 栄養による予防のための評価を理解し，説明することができる．
- 栄養による予防のための理学療法・作業療法のかかわりについて理解し，説明することができる．

## 1 栄養による予防の概要

### 1. 栄養による予防の意義

- 栄養は健康に影響を与える要素の一つであり，適切な栄養摂取は様々な疾患の予防に寄与する．栄養による疾患予防の考え方はライフステージに応じて変化する．
- 外部から取り込まれたエネルギーは，生命維持機能や身体活動に活用され，体内で発生した熱として放出される．
- 外部から取り込まれたエネルギー摂取量は，炭水化物（糖質）・たんぱく質・脂質の三大栄養素がエネルギー換算されることで表される（図1）．エネルギー消費量は，基礎代謝量に加えて，身体活動や食事摂取による熱産生が含まれる．

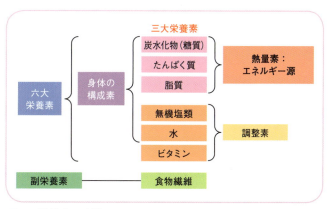

図1 栄養素の種類

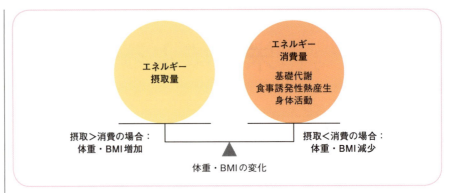

図2 エネルギー摂取とエネルギー消費のバランス

表1 栄養障害の原因

| | |
|---|---|
| 低栄養 | 飢餓：エネルギー摂取量がエネルギー消費量に満たない状態<br>侵襲：外傷や手術，感染症や熱傷など炎症により生じる<br>悪液質：がん，慢性閉塞性肺疾患，慢性心不全，関節リウマチなど，慢性的な炎症が生じている状態 |
| 過栄養 | エネルギー摂取過剰<br>エネルギー消費不足<br>疾患（クッシング症候群など） |

表2 栄養障害が引き起こす健康障害

- フレイル
- せん妄
- 免疫機能低下
- 骨格筋量減少
- 低体温症
- 骨粗鬆症
- 気分の変化
- 認知機能障害
- QOL低下
- 創治癒の遅延
- 褥瘡
- 転倒
- 医療機関入院，施設入所
- 死亡率の上昇

- エネルギー摂取量と消費量が等しい場合は，体重とBody Mass Index（BMI）は一定に保たれる（図2）．一方で，エネルギー摂取量が消費量を上回る場合は，エネルギーが蓄積されて体重が増加し，肥満につながる．逆に，エネルギー消費量が摂取量を上回る場合は体重が減少し，低栄養に陥る．
- 中年期では，エネルギーの過剰な蓄積により生じる肥満を予防するための戦略が必要である．一方で，高齢期では加齢に伴う退行性変化（味覚や嗅覚の低下，食欲の低下，咀嚼力や消化・吸収率の低下，認知機能の低下）によりエネルギーやたんぱく質の摂取量が不足しやすいため，低栄養を予防する戦略にシフトする必要がある．
- これら以外にも侵襲や悪液質（→用語解説）が低栄養の原因となり（表1），低栄養は種々の健康障害を引き起こす（表2）．
- 疾患の重症化予防の観点からは，体重やBMIの変化に注意し，健康状態が悪化していないかを定期的に評価する必要がある．

### 用語解説

**悪液質**：慢性閉塞性肺疾患や慢性心不全などの慢性疾患を背景に，骨格筋量減少を主徴とする複合的な代謝異常を示す．悪液質の原因や症状は多岐にわたるため，疾患や治療反応性を考慮した多面的な栄養療法と運動療法が必要とされる．

## 2. 栄養による予防の歴史的変遷

- 栄養による疾患予防の概念は時代とともに変化している．以前は，衛生状態や食料の入手困難など，発展途上国の社会経済的要因による栄養失調が問題視されてきた．しかし，近年の生活水準の向上や人口構造の変化に伴い，肥満による生活習慣病や高齢者の低栄養，サルコペニア，フレイルが社会的問題となり，これらの予防が重要視されるようになった．
- 栄養による疾患予防や疾患治療の重要性の高まりに伴い，栄養障害の概念や診断基準の整理・標準化が進められている．現在では，栄養障害は，低栄養，サルコペニア・フレイル，過体重・肥満，微量栄養素の異常，リフィーディング症候群に分類される（図3）．

## 3. 栄養による予防のリハビリテーション専門職のかかわり

- 一次から三次予防のあらゆる場面で，栄養障害を有する対象者は一定数存在する．様々な医療施設のなかで，リハビリテーション病院の患者が最も低栄養の割合が多いと報告されている（図4）[1]．
- 対象者の栄養状態が良好な場合は，運動療法のみでもリハビリテーションの効

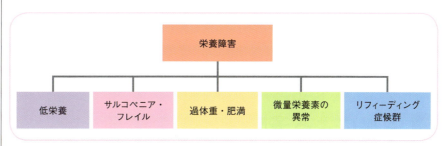

図3 栄養障害の分類

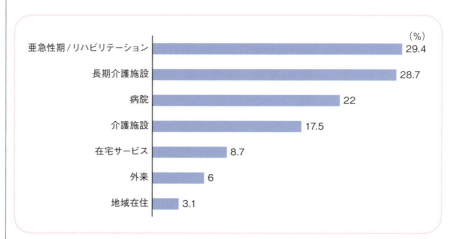

図4 低栄養の有病割合　　　　　　　　　　　　　　　　　　　　（Cereda E, et al, 2016）[1]より一部改変

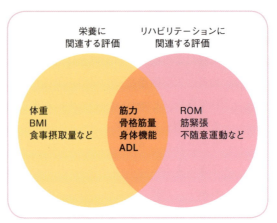

図5 栄養とリハビリテーションに関連する評価の関係

果は得られやすい．一方で，低栄養を有する場合は，運動療法のみでは筋力や骨格筋量，身体機能，ADLの向上に至らないばかりか，悪化させてしまう可能性がある．

- 一方で，栄養療法とレジスタンストレーニングなどの運動療法を組み合わることで，対象者の筋力や骨格筋量，身体機能，ADLを高めることがわかっている．
- リハビリテーション専門職が詳細に評価することができる筋力や骨格筋量，身体機能は，必要な栄養の指標にもなる（図5）．
- 栄養状態を把握したうえで，管理栄養士をはじめとする多職種で対象者を支援することが求められる．

# 2 栄養による予防のための評価

## 1. 体重・BMI

- 体重とBMIはエネルギー収支バランスを反映する最も重要な指標である．BMIは体重(kg)/身長(m)$^2$で計算され，18.5 kg/m$^2$未満は低体重と定義される（表3）[2]．標準体重（理想体重）は，最も疾病の少ないBMI 22.0 kg/m$^2$を基準とし，身長(m)$^2$×22で計算する．
- 目標とするBMIの範囲は，「死因を問わない死亡率が最低になるBMIが最も健康的である」との考えに基づき設定されている．65歳以上の高齢者では低栄養と関連が深いフレイルの予防を考慮し，BMIの下限値が高く設定されている（表4）[3]．
- 体重とBMIは一時点の評価だけでなく，変化を評価することが重要である．ある時点の体重やBMIが目標範囲内であっても，増加または減少傾向にある場合は，エネルギーバランスが一方に偏っている可能性がある（➡臨床では）．

臨床では

リハビリテーション専門職は対象者の機能的な評価を重視しがちだが，体重やBMIは栄養状態を把握するうえで基本的な指標である．体重とBMIの変化を定期的に評価する習慣を身につけたい．

表3 肥満度分類

| BMI (kg/m$^2$) | 判定 | | WHO基準 |
|---|---|---|---|
| BMI<18.5 | 低体重 | | Underweight |
| 18.5≦BMI<25 | 普通体重 | | Normal range |
| 25≦BMI<30 | 肥満(1度) | | Pre-obese |
| 30≦BMI<35 | 肥満(2度) | | Obese class I |
| 35≦BMI<40 | 高度肥満 | 肥満(3度) | Obese class II |
| 40≦BMI | | 肥満(4度) | Obese class III |

(日本肥満学会肥満症診療ガイドライン作成委員会, 2022)[2]

表4 目標とするBMIの範囲 (18歳以上)

| 年齢 | 目標とするBMI (kg/m$^2$) (男女共通) |
|---|---|
| 18～49歳 | 18.5～24.9 |
| 50～64歳 | 20.0～24.9 |
| 65～74歳 | 21.5～24.9 |
| 75歳以上 | 21.5～24.9 |

(厚生労働省, 2020)[3]

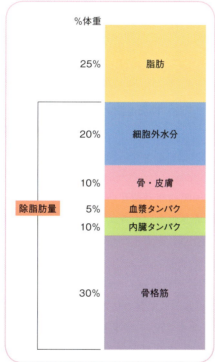

図6 身体を構成する成分

表5 骨格筋量減少のカットオフ値 四肢骨格筋指数 (kg/m$^2$)*

| | 男性 | 女性 |
|---|---|---|
| 生体電気インピーダンス法 | <7 | <5.7 |
| Dual energy x-ray absorptiometry | <7 | <5.4 |
| 除脂肪指数 (kg/m$^2$) | <17 | <15 |
| 四肢除脂肪量 (kg) | <21.4 | <14.1 |
| 四肢除脂肪量をBMIで補正した値 (ALM/BMI) | <0.725 | <0.591 |

* Asian Working Group on Sarcopenia 推奨
(Barazzoni R, et al, 2022)[4] より一部改変

## 2. 骨格筋量

- 体重やBMIの変化は栄養状態を評価するうえで重要な指標であるが，疾患によっては体水分量の貯留により，栄養状態を正確に評価できないことがある．そのため，除脂肪量 (脂肪以外の組織) (図6) を栄養指標として考慮する必要がある．骨格筋量は体蛋白質を多く含む除脂肪量と相関する主要な指標である．
- 骨格筋量は生体電気インピーダンス法やDual-energy x-ray absorptiometryなどで評価され，それぞれのカットオフ値が報告されている (表5)[4]．

## 3. 栄養スクリーニングツール

- 栄養スクリーニングは，必要な栄養ケアを行うためのプロセスの第一歩であり，低栄養またはその疑いがある対象者を簡便かつ迅速（数分以内）に抽出することを目的としている．
- 信頼性と妥当性が検証済みの栄養スクリーニングツールとして，高齢者用のスクリーニングツールである簡易栄養状態評価法 (Mini Nutritional Assessment Short-Form：MNA®-SF) (表6)[5]や主に急性期病院で用いられている Malnutrition Universal Screening Tool (MUST) (図7)[6]などが用いられている．

## 4. 身体計測

- 身体計測はメジャーや皮下脂肪厚測定器（キャリパー）があれば，場所や時間を問わず簡便に栄養状態を評価することができる．十分にトレーニングされた者が標準化された方法で測定することで，信頼性や妥当性が担保される．
- 下腿周囲長は低栄養やサルコペニアのスクリーニングとしても使用される (図8)[7]．心不全などで下肢に浮腫を認める場合は，上腕周囲長の測定も有用である (図9)[7]．

## 5. 栄養診断

- これまで低栄養の国際的な診断基準は統一されていなかったが，2018年に複数の国際学会で構成されたワーキンググループ (Global Leadership Initiative on Malnutrition：GLIM) が合同で低栄養の診断基準 (GLIM基準) を発表した (図10)[8]．
- GLIM基準は，妥当性が検証済みの栄養スクリーニングツールである．栄養状態をスクリーニングし，低栄養のリスクがあると判定された場合に現症と病因から低栄養を診断する．現症は「意図しない体重減少」「低BMI」「骨格筋量減少」を評価し，病因は「食事摂取量減少/消化吸収能低下」「疾患による負荷/炎症」で評価する．現症と病因でそれぞれ1つ以上該当した場合に低栄養と診断する．
- わが国でもGLIM基準を使用した栄養診断は積極的な導入が図られており，今後の低栄養診断のゴールドスタンダードとして使用されることが期待されている (➡ 臨床では)．

---

### ⊞ 臨床では

血清アルブミン値は，血液中に存在する主要なタンパク質の一つであり，栄養状態を反映する指標として用いられてきた．しかし，アルブミンは肝臓で合成されるため，血清アルブミン値は肝機能の低下や炎症により低値となる．近年は，血清アルブミン値は炎症の重症度を反映する指標であり，栄養状態を反映する指標ではないとされている．

3章 栄養による予防

### 表6 簡易栄養状態評価表 (Mini Nutritional Assessment-Short Form)

# 簡易栄養状態評価表
## Mini Nutritional Assessment-Short Form
## MNA®

**Nestlé
Nutrition Institute**

氏名:

性別: ___ 年齢: ___ 体重: ___ kg 身長: ___ cm 調査日: ___

下の□欄に適切な数値を記入し、それらを加算してスクリーニング値を算出する。

### スクリーニング

**A** 過去3ヶ月間で食欲不振、消化器系の問題、そしゃく・嚥下困難などで食事量が減少しましたか?
0 = 著しい食事量の減少
1 = 中等度の食事量の減少
2 = 食事量の減少なし

**B** 過去3ヶ月間で体重の減少がありましたか?
0 = 3 kg 以上の減少
1 = わからない
2 = 1〜3 kg の減少
3 = 体重減少なし

**C** 自力で歩けますか?
0 = 寝たきりまたは車椅子を常時使用
1 = ベッドや車椅子を離れられるが、歩いて外出はできない
2 = 自由に歩いて外出できる

**D** 過去3ヶ月間で精神的ストレスや急性疾患を経験しましたか?
0 = はい     2 = いいえ

**E** 神経・精神的問題の有無
0 = 強度認知症またはうつ状態
1 = 中程度の認知症
2 = 精神的問題なし

**F1 BMI** 体重(kg)÷[身長(m)]² ___
0 = BMI が19 未満
1 = BMI が19 以上、21 未満
2 = BMI が21 以上、23 未満
3 = BMI が23 以上

BMI が測定できない方は、**F1** の代わりに **F2** に回答してください。
BMI が測定できる方は、**F1** のみに回答し、**F2** には記入しないでください。

**F2 ふくらはぎの周囲長(cm): CC**
0 = 31cm未満
3 = 31cm以上

### スクリーニング値
(最大:14ポイント)

| | |
|---|---|

**12-14 ポイント:** ___ 栄養状態良好
**8-11 ポイント:** ___ 低栄養のおそれあり (At risk)
**0-7 ポイント:** ___ 低栄養

保存します
印刷します
リセットします

Ref.　Vellas B, Villars H, Abellan G, et al. *Overview of the MNA® - Its History and Challenges. J Nutr Health Aging* 2006;10:456-465.
Rubenstein LZ, Harker JO, Salva A, Guigoz Y, Vellas B. *Screening for Undernutrition in Geriatric Practice: Developing the Short-Form Mini Nutritional Assessment (MNA-SF)*. J. Geront 2001;56A: M366-377.
Guigoz Y. *The Mini-Nutritional Assessment (MNA®) Review of the Literature - What does it tell us?* J Nutr Health Aging 2006; 10:466-487.
Kaiser MJ, Bauer JM, Ramsch C, et al. *Validation of the Mini Nutritional Assessment Short-Form (MNA®-SF): A practical tool for identification of nutritional status.* J Nutr Health Aging 2009; 13:782-788.
® Société des Produits Nestlé SA, Trademark Owners.
© Société des Produits Nestlé SA 1994, Revision 2009.
さらに詳しい情報をお知りになりたい方は、**www.mna-elderly.com** にアクセスしてください。

(Nestlé Nutrition Institute) [5]

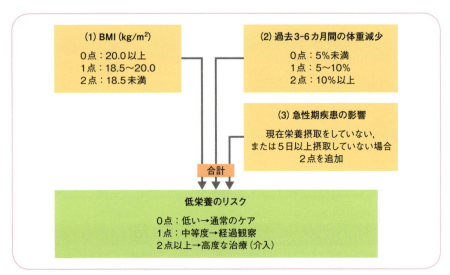

図7　MUSTによる栄養評価

(Malnutrition Action Group)[6]

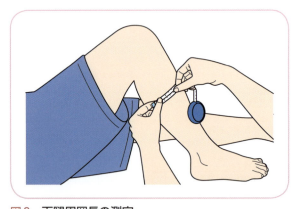

図8　下腿周囲長の測定

男性34cm未満，女性33cm未満を骨格筋量低下と定義する．
(日本栄養アセスメント研究会身体計測基準値検討委員会)[7]より一部改変

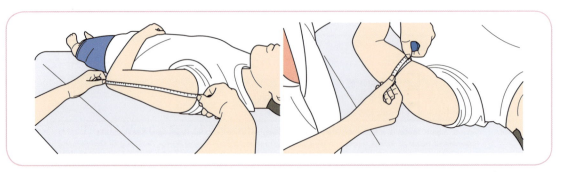

図9　上腕周囲長の測定

(日本栄養アセスメント研究会身体計測基準値検討委員会)[7]より一部改変

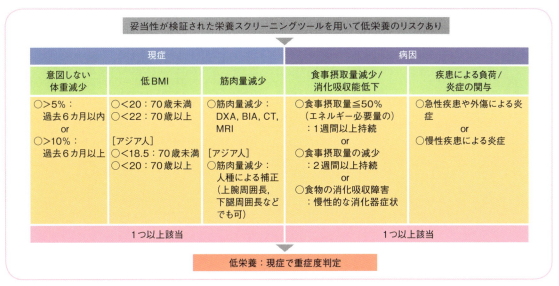

図10　GLIM基準

(Cederholm T, et al, 2019)[8]より一部改変

## 3 栄養による疾患・障害予防

### 1. 一次予防

- 栄養による疾患・障害予防は，年齢や性別，体格，身体活動レベル，疾患によって個別化される．特に高齢者では，独居や介護力不足などの高齢者特有の社会的要因も低栄養の原因となる．したがって，単に栄養摂取を促すだけでなく，栄養摂取を阻害する背景要因にも留意する（表7）[9]．
- 一次予防の観点からは，適正なエネルギー量とたんぱく質量を摂取することが重要である．健常者を対象とした必要なエネルギー量は，年齢，性別，身長，体重などを用いた推定式を使用して基礎代謝量を算出することが多い（表8）．
- たんぱく質は生物の主要な構成要素の一つであるが，体内では合成ができないため，食事から摂取する必要がある必須栄養素である．たんぱく質の摂取不足はフレイルやサルコペニアの発症や重症化に強い影響を及ぼすことが明らかになっている．高齢者では，筋力や筋量を維持するために若年者より多くのたんぱく質を摂取する必要があるとされており，1.0〜1.2g/kg体重/日が推奨されている．
- たんぱく質を構成するアミノ酸は，神経伝達物質やビタミンなどの前駆体としての役割を果たしている．20種類存在するアミノ酸のなかでも体内で合成することができない必須アミノ酸の一つであるロイシン（表9）は，筋タンパク合成を刺激するスイッチとしてサルコペニアやフレイルの予防に重要な役割を担うことが明らかになっている．

表7　高齢者の低栄養の要因

| 1. 社会的要因 |
| --- |
| 独居<br>介護力不足，ネグレクト<br>孤独感<br>貧困 |

| 2. 精神的心理的要因 |
| --- |
| 認知機能障害<br>うつ<br>誤嚥・窒息の恐怖 |

| 3. 加齢 |
| --- |
| 嗅覚，味覚障害<br>食欲低下 |

| 4. 疾病要因 |
| --- |
| 臓器不全<br>炎症・悪性腫瘍<br>疼痛<br>義歯など口腔内の問題<br>薬物副作用<br>咀嚼・嚥下障害<br>日常生活動作障害<br>消化管の問題（下痢・便秘） |

| 5. その他 |
| --- |
| 不適切な食形態の問題<br>栄養に関する誤認識<br>医療者の誤った指導 |

（厚生労働省）[9]より著者作成

表8　基礎代謝量を算出するための主な推定式

| 名称 | 対象年齢 | 推定式 |
| --- | --- | --- |
| 国立健康・栄養研究所の式 | 20〜74歳 | 男性：(0.0481×体重(kg)＋0.0234×身長(cm)−0.0138×年齢(歳)−0.4235)×1,000/4.186<br>女性：(0.0481×体重(kg)＋0.0234×身長(cm)−0.0138×年齢(歳)−0.9708)×1,000/4.186 |
| Harris-Benedictの式 | — | 男性：66.4730＋13.7516×体重(kg)＋5.0033×身長(cm)−6.7550×年齢(歳)<br>女性：655.0955＋9.5634×体重(kg)＋1.8496×身長(cm)−4.6756×年齢(歳) |

表9　必須アミノ酸と非必須アミノ酸

| 必須アミノ酸（9種類） | 非必須アミノ酸（11種類） |
| --- | --- |
| ロイシン ⎫<br>イソロイシン ⎬ BCAA<br>バリン ⎭ | アスパラギン<br>アスパラギン酸<br>アラニン |
| スレオニン<br>トリプトファン<br>ヒスチジン<br>フェニルアラニン<br>メチオニン<br>リジン | アルギニン<br>グリシン<br>グルタミン<br>グルタミン酸<br>システイン<br>セリン<br>チロシン<br>プロリン |

## 用語解説

**同化**：生体が新しい有機物質や生体分子を合成する過程である．細胞や組織の成長，修復，およびエネルギー貯蔵に関与しており，体内でのエネルギーおよび栄養素の利用を通じて行われる．

**異化**：物質を分解しエネルギーを生み出す過程である．侵襲時には代謝が亢進することで，酸素消費量の増大や糖新生が生じる．その結果，異化により筋タンパクは分解され，骨格が萎縮する．

- 低栄養やサルコペニア，フレイルを有する対象者に対し，エネルギーやたんぱく質を中心とした栄養療法だけでは高齢者の機能向上や活動，参加につなげることはできない．栄養療法に加え，レジスタンストレーニングを併用することで筋タンパク合成能を高める必要がある（図11）．

## 2.　二次予防

- リハビリテーションの対象となる高齢者は低栄養を有していることが多く，低栄養状態がリハビリテーションの効果を減弱させることが明らかになっている．リハビリテーション専門職は対象者の栄養状態を把握し，多職種と連携して効果的なリハビリテーションを実施することが求められている．
- 入院患者では，疾患や手術などの高度な侵襲により骨格筋の異化（→ 用語解説）が惹起され，筋力や骨格筋量，身体機能が低下し，低栄養に陥りやすい（図12）（→ 次頁のここが重要）．低栄養の予防や改善には，早期のスクリーニングを

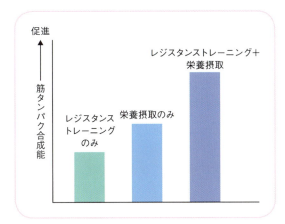

図11 レジスタンストレーニングと栄養摂取が筋タンパク合成に与える影響

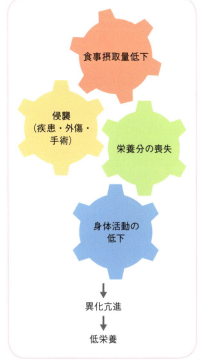

図12 疾患を有する患者の低栄養に至る経路

## ここが重要

感染症や外傷，外科手術後などの侵襲時には，ストレスホルモンや炎症性サイトカインを中心とした免疫反応によって代謝反応が亢進し，異化が亢進する．これらの代謝反応は異化（筋タンパクや脂肪の分解）を亢進させ，疾患や炎症の重症度に応じて負のエネルギーバランスを引き起こす．

## 用語解説

**炎症性サイトカイン**：炎症性サイトカインは，免疫系や炎症反応に関与するタンパク質ホルモンであり，免疫応答や炎症の発生に影響を与える．主な炎症性サイトカインとして，TNF-αやインターロイキン-1β（IL-1β），IL-6がある．通常，これらの炎症性サイトカインは感染や組織損傷に対する生体の自然な反応として放出されるが，過剰な炎症応答は，慢性的な炎症性疾患や自己免疫疾患の原因となる．

行い，介入が必要な対象者を拾い上げることが重要である．
- スクリーニングで低栄養や低栄養のリスクがあると判断された場合は，管理栄養士や医師を中心にアセスメントと診断を行い，多職種で原因を推論する．

## 3. 三次予防

- 何らかの疾患を有する場合は，その疾患に応じた体重やBMIの管理，必要な栄養素が異なることに留意する．
- 慢性の消耗性疾患である慢性閉塞性肺疾患や心不全，慢性腎不全では，炎症に起因する疾患関連栄養障害が高頻度に併発する．このような病態では，TNF-αやCRP，IL-1β，IL-6などの炎症性サイトカイン（→用語解説）による持続的な炎症が神経中枢に作用し，食欲低下や骨格筋の異化を誘発する．
- このような慢性炎症性疾患を有する場合は，定期的な栄養評価による栄養療法と対象者に応じた運動療法を併用する．

## 4 理学療法・作業療法の役割

- 近年の栄養とリハビリテーションに関連する社会的動向は劇的に変化しており，栄養領域での理学療法・作業療法の役割も大きく変化している．理学療法士作業療法士学校養成施設指定規則では，2020年度の入学者から栄養学が必修科目となったことで，卒前から栄養学を学ぶカリキュラムが運用されている．

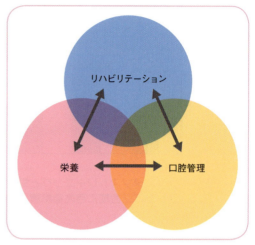

図13 リハビリテーション・栄養・口腔管理の三位一体

- 診療報酬では，回復期リハビリテーション病棟入院患者に対する栄養関連の評価や専任管理栄養士の病棟配置が評価されるようになった．2024年度からは**リハビリテーション・栄養・口腔管理の三位一体**（図13）の評価・介入が診療報酬と介護報酬の双方で評価された．
- このように，理学療法士・作業療法士は医師や管理栄養士，言語聴覚士といった専門職と連携し，対象者を支援することが求められている．
- 栄養スクリーニング，アセスメントにおいては，評価は理学療法士・作業療法士を含む多職種が関与することが求められている．**筋力や骨格筋量，身体機能，ADLは栄養指標でもあり，栄養介入のアウトカムとしても捉えられている．**
- 理学療法士・作業療法士は栄養状態や栄養摂取の過不足を把握し，理学療法や作業療法の内容・程度を調整することが必要である．
- さらに栄養に関する基本知識を有し，多職種と連携する能力を有することが望ましい（→考えてみよう）．

（井上達朗）

### 考えてみよう

医療機関では，Nutrition Support Team (NST) に参画する理学療法士・作業療法士が増えている．NSTとは，栄養療法に関連する専門職が個々の専門性をいかし，多職種で栄養サポートを行うチームである．栄養学の基礎を理解したうえで，理学療法士や作業療法士はどのような役割を求められているのかを考えてみよう．

## 文献

1) Cereda E, Pedrolli C, et al：Nutritional status in older persons according to healthcare setting：A systematic review and meta-analysis of prevalence data using MNA®. Clin Nutr, 35（6）：1282-1290, 2016.
2) 日本肥満学会肥満症診療ガイドライン作成委員会：肥満症診療ガイドライン2022, ライフサイエンス出版, 2022.
3) 厚生労働省：日本人の食事摂取基準（2020年版）. https://www.mhlw.go.jp/content/10904750/000586553.pdf
4) Barazzoni R, Jensen GL, et al：Guidance for assessment of the muscle mass phenotypic criterion for the Global Leadership Initiative on Malnutrition（GLIM）diagnosis of malnutrition. Clin Nutr, 41（6）：1424-1433, 2022.
5) Nestlé Nutrition Institute：簡易栄養状態評価表Mini Nutritional Assessment-Short Form：MNA®：https://www.mna-elderly.com/forms/mini/mna_mini_japanese.pdf
6) Malnutrition Action Group（MAG）：The 'MUST' explanatory booklet. https://www.bapen.org.uk/pdfs/must/must_explan.pdf
7) 日本栄養アセスメント研究会身体計測基準値検討委員会：日本人の新身体計測評価値（JARD）, 2001.
8) Cederholm T, Jensen GL, et al：GLIM criteria for the diagnosis of malnutrition-A consensus report from the global clinical nutrition community. Clin Nutr, 38（1）：1-9, 2019.
9) 厚生労働省：日本人の食事摂取基準（2015年版）, 2015.

---

## column

# 運動器検診

日本では高齢者人口の増加に伴い，変形性膝関節症，変形性腰椎症，骨粗鬆症などの運動器疾患の罹患者数が多く，これらの疾患は中年期に徐々に発症して進行し，高齢になり顕在化することから，疾患を早期に発見し，介入することが必要である．そのためには運動器検診の体制を整備し，浸透させることが重要であるが，運動器検診の一つである骨粗鬆症検診の受診率は全国で4〜5％と非常に低い．骨粗鬆症検診以外の運動器検診には介護予防・日常生活支援総合事業における二次予防事業対象者把握のための基本チェックリストに運動器に関する項目があるものの，二次予防事業への参加者は非常に少なく，効果的な運動器検診になっているとは言い難い．

近年では日本整形外科学会，日本運動器科学会がロコモティブシンドローム（ロコモ）を「運動器の障害のために立ったり歩いたりするための身体能力が低下した状態」と定義し，ロコモ予防のためのロコモ度テストを提唱した．このテストは立ち上がりテスト，2ステップテスト，ロコモ25（25の質問）からなる．立ち上がりテストでは40cm，30cm，20cm，10cmの4種類の高さの台からの立ち上がり能力，2ステップテストでは最大歩幅から移動能力，ロコモ25では痛みなどの身体状態と生活の困難さについて回答することで運動器の健康状態を検診するものである．

骨粗鬆症検診やロコモ度テストは各地方自治体だけでなく，近年ではロコモドックとして様々な病院でも受診できるようになっており，運動器検診への関心が増している．今後はこれらの運動器検診を拡大，浸透させるとともに，運動器検診の結果からどのような時期にどのような介入を行うべきか，エビデンスを蓄積し，より効果的な運動器検診の実現を目指す必要がある．

（飛山義憲）

## mini test

次の文章で，正しいものには○を，誤っているものには×を付けなさい.

**Q1** 炭水化物 (糖質)，たんぱく質，脂質の三大栄養素はエネルギー源として生命の維持や身体活動に利用される.

**Q2** 低栄養の原因に飢餓，侵襲，悪液質がある.

**Q3** 体重やBMIが適正な範囲であれば，体重やBMIの増減は問題とならない.

**Q4** 栄養による疾患予防の考え方は，あらゆる年齢層で同じである.

**Q5** 栄養障害は低栄養の状態を指す.

**Q6** リハビリテーションを行う対象者は栄養状態が良好である.

**Q7** 栄養療法とレジスタンストレーニングなどの運動療法の組み合わせは，対象者の筋力や骨格筋量，身体機能，ADLを高める.

**Q8** たんぱく質の摂取不足は，フレイルやサルコペニアのリスク因子となる.

**Q9** 入院患者の低栄養の原因は食事摂取量の低下のみである.

**Q10** 理学療法士・作業療法士は栄養に関する最低限の基本知識を有し，多職種と連携する能力を有することが望ましい.

[ 解答 ]

| | | |
|---|---|---|
| Q 1. | ○ | |
| Q 2. | ○ | |
| Q 3. | × | 適正な範囲であっても体重やBMIが変動していればエネルギーバランスは一方に傾いている可能性があり，原因の精査が必要である. |
| Q 4. | × | 中年期や高齢期など，ライフステージに応じて栄養による疾患予防の考え方は異なる. |
| Q 5. | × | 栄養障害には，低栄養のほかにサルコペニア・フレイル，過体重・肥満，微量栄養素の異常，リフィーディング症候群がある. |
| Q 6. | × | リハビリテーション病院でリハビリテーションを行う患者の約30％が低栄養であるとの報告がある. |
| Q 7. | ○ | |
| Q 8. | ○ | |
| Q 9. | × | 疾患や手術などの高度な侵襲により骨格筋の異化が惹起され，低栄養に陥る. |
| Q 10. | ○ | |

# 4章

# 環境による予防

## 到達目標

・環境による予防の意義・目的を把握し，予防のための環境整備に対する適切な考え方を説明することができる．
・予防のための環境の特性を理解し，説明することができる．
・環境による予防の方法を理解し，その実施方法について説明することができる．

## 1 環境による予防の概要

### 1. 環境による予防の目的と意義

●国際生活機能分類（ICF）による環境因子は，物的環境，人的環境，社会制度的環境から構成されている[1]（→ここが重要）．環境因子は，生活機能と身体的側面，心理・精神的側面，社会的側面を含む障害のあらゆる構成要素と相互に影響を及ぼすものであり，それらの相互作用を考慮した環境による疾病予防が求められる（図1）（→つながる知識）．

●対象者個人の身近な環境から，社会全体を含む全般的な環境のすべてをふまえた環境調整は，身体機能および心理・精神機能の改善や社会参加を促し，最終的にはウェルビーイング（→次頁の用語解説）の実現を目指すものとされる[2]．

●ここでは，要支援・要介護状態にない高齢者を対象とした一次および二次予防，要介護認定を受けた人に対する福祉用具の貸与，住環境の整備などのサービスを含む三次予防に対応した環境による疾病予防を扱うこととする．

### 2. 環境による予防の歴史的変遷

●2000年に介護保険制度が施行されたのち，多職種が連携しながら高齢者の自立を支援する住宅改修などの環境因子への介入が推進されるようになった．介護保険制度の住宅改修（→次頁のつながる知識）では，理学療法士・作業療法士や建築の専門職を含む住宅改修に関する専門的知識を有する多職種が連携して，対象者の状態に対応した住環境整備が行われている[3]．

●住環境整備は，対象者による日常生活の自立を支援するとともに，転倒や転落などによる外傷や骨折を防止する三次予防に相当する．

---

### ここが重要

環境因子は心身機能と相互に関連することを理解しておきたい．たとえば，床面の性状は姿勢バランスの保持，光の照度や生活音は心理・精神の安定，社会的役割の遂行は意欲の向上というように，環境因子と心身機能は相互に影響を及ぼす．

### つながる知識

人の生活機能と障害は，対象者本人の健康状態や個人因子，環境因子を含む背景因子とのダイナミックな相互作用と捉えられる．理学療法士・作業療法士は対象者を取り巻く環境の促進因子（facilitator）および阻害因子（barrier）を把握しながら介入していくことが重要である．

📖 **用語解説**

ウェルビーイング(well-being):2015年に国連サミットで定められた持続可能な開発目標(SDGs)と関連がある,広い意味での幸福を示す概念である.

📝 **つながる知識**

介護保険制度の住宅改修:厚生労働省では,福祉と住宅政策との連携について,リハビリテーション専門職や建築専門職などを含めた住宅改修に関する知見を備えた専門職が関与して,対象者の全体像に応じた適切な住宅改修を推進している.

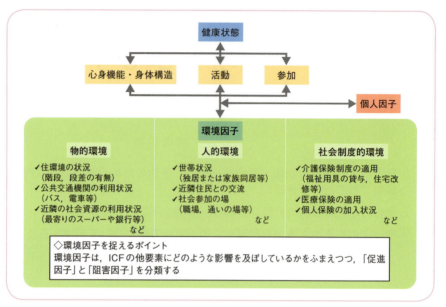

図1 環境因子の構成要素と国際生活機能分類ICFにおける相互作用

- 2021年に世界保健機関(WHO)はすべての社会に対して身体活動を促進するためのプログラムやサービス,安全な環境の整備を拡大するように促すアドボカシー・ブリーフ(啓発のための短い報告)を発表している[4].そのなかでは,子ども,成人,高齢者を含むあらゆる年代に対する身体活動の環境整備と健康な生活の重要性が示されており,一次および二次予防に対応した環境整備の指針といえる.

## 3. リハビリテーション専門職のかかわりと効果

- 理学療法士や作業療法士は,病気やけが,生まれながらに障害がある人の社会復帰に際し,対象者の自立を支援する福祉用具や住環境整備について,ケアマネジャー,福祉用具専門相談員,福祉住環境コーディネーターと協働して提案する.たとえば,作業療法士は福祉用具を選定・適合するために,対象者個人の諸機能と生活環境をマッチングして福祉用具の導入から実際の活用までを支援する重要な役割をもつ.

- 一般社団法人日本作業療法士協会は,生活環境・福祉用具支援に関する取り組みのなかで,「介護保険制度における福祉用具の範囲及び種目拡充などに関する提案・評価検討のあり方についての調査研究事業」を行っている.

- この研究事業では,介護保険制度における福祉用具の新たな種目・種類を検討している開発企業などの提案者を対象とした手引きを作成している[5].手引きの目的は,提案者が機器の有効性・安全性・保険適用の合理性の3つの視点に基づいた提案内容や,エビデンスに基づくデータの整理ができるように支援することである[5].

- セラピストは三次予防に相当する福祉用具や住環境整備にかかわる専門職に位置付けられており，福祉用具の活用や住環境の整備を通して高齢者の暮らしがより快適になるように支援する[3]．
- 三次予防におけるセラピストのかかわりと比べればまだ少ないものの，一次予防，二次予防にかかわる取り組みも近年増えてきている．

## 2 環境による予防のための評価

**考えてみよう**

環境因子は，対象者の健康状態，心身機能・身体構造，活動，参加，個人因子を含む複数の要素との相互作用に応じて，促進因子と阻害因子に分類される．対象者個人の生活歴に応じて，ある環境因子が促進因子または阻害因子にもなり得る．そのため，既存または将来見込まれる環境因子が対象者に対して健康な状態を促す促進因子となるのか，反対に健康リスクを伴う阻害因子となるのかについて考えることが重要である．

- 環境による予防のための評価を行う目的は，健康リスクを伴う可能性のある環境の阻害因子と健康な状態を促す環境の促進因子を把握することである（→考えてみよう）．
- 環境に対する評価は，ICFの環境因子に応じて，物的環境，人的環境，社会制度的環境を評価の対象とする．
- 物的環境の評価では，住宅所有の状況に加えて，日常生活のなかで利用する公共交通機関や社会資源の有無など対象者の自立を支援するための情報収集が重要となる．
- 介護保険制度の住宅改修や福祉用具貸与が適用される目的は，ADL・IADLの自立度を高めること，介護者による介助力を支援すること，自ら生活を営むためのモチベーション向上を図ることである．健康な状態を促す住環境整備の基本事項として，①安全性，②機能性，③プライバシー保護，④快適さ，⑤メンテナンス，⑥衛生管理があげられる（図2）．
- 住環境整備の基本事項を考慮するとともに，対象者本人の身体機能（関節可動

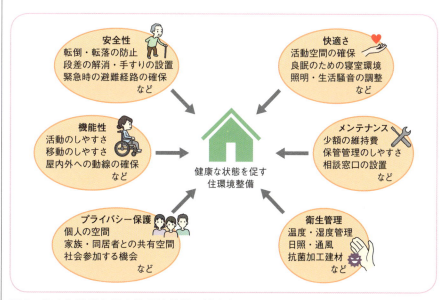

図2 健康な状態を促す住環境整備の基本事項

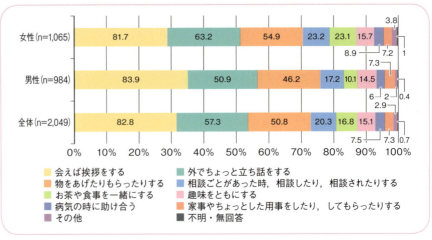

図3 65歳以上の対象者における近所の人との付き合い方

(内閣府，2023)[6]より一部改変

域，筋力，運動機能，体力など），認知機能（注意機能，実行機能，理解力など），ADL・IADL能力を評価する．

- 人的環境の評価では，近隣住民との付き合いの有無のみならず，付き合い方に関する情報収集も行う必要がある．内閣府による『令和5年版高齢社会白書』[6]では，近所の人との付き合い方について「会えば挨拶をする」と回答する人の割合が82.8%を占めており，女性は男性と比べて「外でちょっと立ち話をする」「物をあげたりもらったりする」と回答した人の割合が高かった（図3）．独居，外出頻度，友人の訪問，家族との接触など社会とのつながりが希薄となる状態は社会的フレイルと呼ばれている．

- 社会的フレイルの定義や評価法はまだ定まっていないが，独居，外出頻度，友人への訪問，家族との接触，地域活動への参加状況，経済的負担感などについての質問より2つ以上問題があると回答した場合には「社会的フレイル」と定義されている[7,8]（→臨床では）．

- 社会制度的環境の評価として，福祉用具の貸与や住宅改修を検討するための介護保険制度適用の有無，治療やサービス利用に応じた医療保険の適用範囲の把握，年金や介護保険といった個人保険の加入状況などの情報収集があげられる．

### 臨床では

社会的フレイルと関連のあるアウトカムは，要介護認定，ADLやIADLの変化，死亡などがあげられている．社会とのつながりが希薄となる状態は，地域在住高齢者の健康状態，心身機能，活動，参加を含むICF構成要素に対して大きな影響を与えることを留意して，対象者の全体像を把握する必要がある．

## 3 環境による疾患・障害予防

### 1. 一次予防

- 環境における一次予防では，身体的，心理・精神的，社会的な健康や安全を保証できる快適な環境づくりが実施されている．これらの環境づくりでは，公衆

| ハード面 | ソフト面 |
|---|---|
| <対策の概要><br>身体機能の低下を補う設備・装置を導入する<br><br>☑ 通路および作業場所の照度を確保する<br>☑ 床や通路の滑りやすい箇所に防滑素材を採用して転倒・転落を防止する<br>☑ 不自然な作業姿勢をなくすよう作業台の高さや作業対象物の配置を改善する<br>☑ 解消できない危険箇所に標識等で注意喚起する<br>　　　　　　　　　　　　　　　　など | <対策の概要><br>敏捷性や持久性，筋力の低下等を含む高年齢労働者の特性を考慮して，作業内容などを見直す<br><br>☑ 勤務形態や勤務時間を工夫する（短時間勤務，隔日勤務，交替制勤務）<br>☑ ゆとりのある作業速度，無理のない作業姿勢などに配慮した作業マニュアルを策定する<br>☑ 注意力や集中力を要する作業時間に配慮する<br>☑ 身体的負担の大きな作業では，定期的な休憩や作業休止時間を設定する<br>　　　　　　　　　　　　　　　　など |

図4　高年齢労働者による労働災害防止のための職場環境の改善例　　　　　　　　　　　　　　（厚生労働省，2020）[10]

衛生の観点から人間社会の健康問題を解決するための社会環境の整備，労働者における安全と健康のための就業環境の整備，個人が快適で安全に暮らすための生活環境の整備などが含まれる．

- 感染症の流行や災害などによる健康の二次被害が懸念される状況で，保健所の活動などを含む公衆衛生の観点から行う社会環境の整備が重要視されるようになった．地域の介護予防の拠点となる通いの場は，高齢者の心身機能に対する維持・向上のみならず，地域住民同士のふれあいを通して得られる「生きがいづくり」や「仲間づくり」などの社会参加を促すことで，社会環境による疾病・障害予防となる[9]．

- 人生100年時代を迎え，高齢者から若者まですべての人が元気に活躍できる社会づくりが推進されるなかで，2020年3月にエイジフレンドリーガイドライン（高年齢労働者の安全と健康確保のためのガイドライン）が策定された[10]（→用語解説）．

**用語解説**

エイジフレンドリー：「高齢者の特性を考慮した」「高齢者に優しい」という意味である．世界的な高齢化に対応するために，2007年にWHOがエイジフレンドリーシティ（高齢者に優しい都市）のプロジェクトにおいて提唱した．

- 60歳以上の雇用者数は，2008～2018年に至る過去10年間で1.5倍に増加しており，特に商業や保健衛生業をはじめとする第三次産業で増加している．こうしたなかで，高年齢労働者における労働災害の発生率は，若年期と比べて相対的に高くなり，特に転倒や転落の発生率が高い．

- 高年齢労働者の労働災害防止のために，事業経営の体制（社会制度的環境），場のリスク（物的環境）と人のリスク（人的環境）に対応した取り組み事項が事業者と労働者に求められている（図4）．

- 具体的な予防の取り組みでは，安全衛生教育を基本として，身体機能および高次脳機能を補う設備・装置の導入（リスクを伴う作業や工程の洗い出しなど），メンタルヘルス対策（ストレスチェックなど），健康診断の実施や生活習慣の見直し（定期検診や運動および食事に関する助言・指導など），体力づくりの自発的な取り組みの促進（フレイルチェック，フレイルやロコモティブシンド

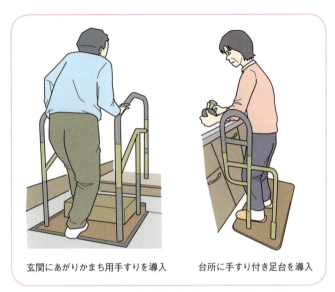

玄関にあがりかまち用手すりを導入　　台所に手すり付き足台を導入

図5　屋内環境における福祉用具「手すり」の導入の例

ロームの予防を意識した健康づくり活動など）が含まれる．
- 近年では，理学療法士や作業療法士が労働災害の防止を目指す就業環境のコンサルテーションや労働者による予防を意識した健康づくり活動に参画する事例がある[11,12]．
- 環境における一次予防は，身体的，心理・精神的，社会的側面を含めた多要素の観点から取り組まれており，理学療法士および作業療法士が参画する事例が増えてきている．

## 2. 二次予防

- 二次予防では，発生した疾病や障害を検診などにより早期に発見し，早期に介入することにより，疾病や障害の重症化を予防することを目的とする．
- フレイルまたは要支援の対象者では，加齢に伴う諸機能の低下をふまえた生活環境や労働環境の整備が必要である．
- 作業療法士が取り組んでいる福祉用具の導入や住宅改修に関する二次予防の例を図5，6に示す．ここでは，対象者本人における日常生活の動線をふまえて，手すりの導入や住宅改修を行うことによって，転倒の危険を軽減している（→つながる知識，ここが重要）[13,14]．
- また，加齢に伴う諸機能の低下を補う労働環境を調整する例を図7に示す．ここでは，転倒・転落をしやすい危険箇所に注意喚起を促すことや，介護リフトやスライディングシートの導入によって腰痛などの二次的障害の重症化を予防する労働環境へのアプローチを示している．
- 「職業病」と呼ばれる作業遂行を阻害する組織の問題に対して，環境的要素，課題的要素，個人的要素，時間的要素などを分析して解決策を導き出すアプ

### つながる知識

自宅内で転倒する危険となる環境因子として，手すりのない階段，滑りやすい通路，暗い照明などがあげられている[13]．

### ここが重要

高齢者，障害者等の移動などの円滑化の促進に関する法律（バリアフリー法）では，スロープの幅や勾配基準が定められている．幅は階段に代わるものにあっては120cm以上，階段に併設するものにあっては90cm以上とされ，勾配は12分の1を超えないこととされている[14]．

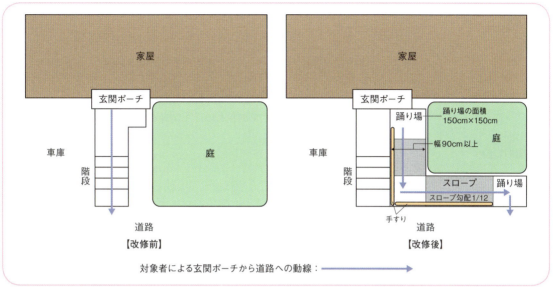

図6 玄関先における住宅改修の例

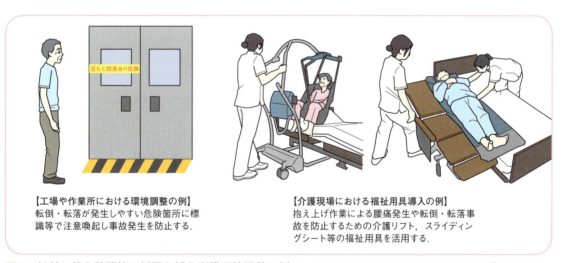

図7 加齢に伴う諸機能の低下を補う労働環境調整の例

（厚生労働省，2020）[10]より一部変更

ローチが作業療法士によって行われている事例もある[12]．
- したがって，環境による二次予防の取り組みは，日々暮らす居住環境のみならず，労働者の高齢化と職業の特殊性によって引き起こされやすい病気や健康被害を防止するための労働環境の調整にも波及している．

## 3. 三次予防

- 三次予防では重症化した病気に対して，その治療の過程や治療後においてリハビリテーションや保健指導を行っていくなかで，再発防止を図ることにより，

表1 介護保険における福祉用具および住宅改修の概要と対象種目

| | 福祉用具 | 住宅改修 |
|---|---|---|
| 概要 | 要介護者等の日常生活の便宜を図るための用具および要介護者等の機能訓練のための用具であって，居宅要介護者等の日常生活の自立を助けるためのものを保険給付の対象としている． | 在宅介護を重視し，高齢者の自立を支援する観点から，福祉用具導入の際必要となる段差の解消や手すりの設置などの住宅改修を，保険給付の対象としている． |
| 対象種目 | ◆福祉用具貸与〈原則〉<br>・車椅子（付属品含む）<br>・床ずれ防止用具<br>・手すり<br>・歩行器<br>・認知症老人徘徊感知機器<br>・移動用リフト（つり具の部分を除く）<br>・特殊寝台（付属品含む）<br>・体位変換器<br>・スロープ<br>・歩行補助つえ<br>・自動排泄処理装置<br>◆特定福祉用具 販売〈例外〉<br>・腰掛便座<br>・自動排泄処理装置の交換可能部品<br>・排泄予測支援機器<br>・入浴補助用具<br>・簡易浴槽<br>・移動用リフトのつり具の部分 | ・手すりの取り付け<br>・段差の解消<br>・滑りの防止および移動の円滑化などのための床または通路面の材料の変更<br>・引き戸等への扉の取り替え<br>・洋式便器等への便器の取り替え<br>・その他 |

（厚生労働省）[15,16]をもとに著者作成

## 国試に出る

介護保険における福祉用具と住宅改修についてはしっかりおさえておこう．

## 用語解説

**福祉用具貸与**：指定を受けた事業者から，適切な福祉用具をレンタルすることができる．対象となる福祉用具は，厚生労働省により定められている．福祉用具は原則レンタル支給となるが，再利用に心理的抵抗感が伴うもの，使用により形態・品質が変化するものは「特定福祉用具」として販売の対象となる．

## つながる知識

介護保険制度による住宅改修の支給限度基準額は，生涯20万円（要支援，要介護区分にかかわらず定額）と定められている．申請手続きの流れとして，①事前相談（市町村の介護保険窓口やケアマネジャーに相談する），②必要書類の提出（住宅改修が必要であることを証明する書類（ケアプランや見積書など）を市町村に提出する），③工事の実施（必要書類の承認後に工事を実施する），④費用の申請（工事完了後に領収書などを提出し，助成金の申請を行う）．

社会復帰できる機能を回復していくことを目的とする．
- 高齢者による転倒の多くは自宅で発生し，転倒全体のうち30％以上が環境上の危険によって引き起こされている[13]．特に，転倒のリスクが高い要介護状態にある高齢者の場合，安全性と自立を確保する自宅内外の環境整備は極めて重要である．
- 要介護認定または要支援認定を受けた対象者は，介護保険制度による助成を受けることができる．三次予防では既に発症している疾病や障害に対応し，住環境の調整や福祉用具の使用によって生活の質を向上させるための支援が行われる．
- セラピストは，介護保険による保険給付の対象となる福祉用具や住宅改修の対象種目を十分に把握する必要がある（表1）[15,16]（ 国試に出る，つながる知識）．
- 転倒予防を目的とした自宅の環境整備の例を表2に示す．対象者本人の心身機能，生活状況，福祉用具・住宅改修の導入による機能の向上に応じて，適時および適切に居住環境を整備する必要がある（ つながる知識）．

**表2　転倒予防を目的とした住宅整備のポイント**

| 場所 | 環境整備のポイント |
|------|------------------|
| 玄関 | 玄関の段差や上がりかまちを安全に出入りするためには手すりを取り付けることが多い.<br>手すりには縦手すり,横手すり,L字型手すりがあるが,環境と利用者の用途に配慮して選定する. |
| 廊下や階段 | 廊下や階段に手すりを設置する場合は,階段の昇降時に使うことができるように両側へ取り付けることが望ましい.また,特に夜間の足元を見えやすくするために照明を強化し,センサーライトを設置することも有効である. |
| トイレ | トイレの扉は開き戸よりも引き戸のほうが出入りしやすい.また住宅改修が困難な場合は,アコーディオンカーテンの設置も有効である.手すりの設置については,便座への立ち座り動作や下衣の上げ下げ動作の特性を配慮して設置する.トイレ内の照明は明るくし,トイレマットやスリッパなど転倒の原因となるものは排除することが望ましい. |
| 浴室 | 浴室内や浴槽内を安全に出入りするためには手すりを取り付けることが多い.また,立ち座りが難しい方は,シャワーチェアの設置も考慮する.浴室内の床材は滑りにくいタイルや水はけの良い素材を選び,防滑マットを敷くことで転倒のリスクを軽減することができる. |

（国土交通省）[14],（厚生労働省）[15, 16] をもとに著者作成

# 4 理学療法・作業療法の役割

- 人が地域で生活していくなかで,社会的なつながりをもつことは,精神的健康,身体的健康,生活習慣,死亡リスクなどに良い影響を与えることがわかっている[17].また,地域とのつながりが豊かな人は,様々な人々と交流する機会や社会活動に参加するきっかけがあることから,良好な健康状態が保たれている[18].

- 理学療法士・作業療法士は個人の生活能力や社会的環境面をふまえて支援するため,独居生活者への対応や地域の集いの場での交流習慣など,個人の機能状態と属する生活環境の視点から社会参加を促進し,予防分野に寄与できると考える.

- 疾病や障害によって転倒のリスクが高まっている高齢者では,諸機能の低下や生活環境の相互作用によって,社会参加が制限される場合がある.そのため,理学療法士や作業療法士は,対象者自身の心身機能の向上を目指すリハビリテーションプログラムと並行しながら,環境的転倒予防プログラム（図8）を進めていくことが推奨される.

- たとえば,寝室内の床が滑りやすい材質の場合には滑り止めマットを設置することや,バランス機能低下によって歩行による外出制限がある場合には歩行器などの移動支援のための福祉用具を導入すること,転倒の危険がある環境因子（手すりのない階段,滑りやすい通路,暗い照明など）を取り除くなどがある.

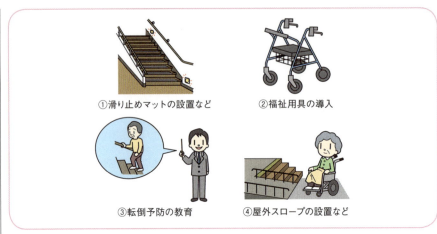

図8　環境的転倒予防プログラムの種類　　　　　　(Clemson, et al, 2023)[13]をもとに著者作成

自宅玄関先の階段が屋外への外出を制限している場合には，屋外スロープを設置することもあげられる．

- 特に，地域で暮らしている高齢者に対する自宅での環境的転倒予防プログラムは，転倒回数の減少に効果的である．しかし一方で，福祉用具の導入，転倒予防の教育プログラム，住宅改修が転倒による受傷リスクを低減する効果があるかどうかについては，十分なエビデンスが蓄積されていない課題点もあげられている[13]．
- 理学療法士・作業療法士は，福祉用具の導入や住環境整備を行うことによる効果予測や疾病や障害における予後予測の実証を求められており，今後の理学療法・作業療法において重要な役割である．
- 福祉用具の導入や住宅改修が完了したあとには，対象者本人やその家族が適切に利用できているか，動作確認や動作指導を行うことが必要である．福祉用具の微調整やさらなる住宅改修が必要な場合は，介護支援専門員（ケアマネジャー）や建築関係者と連携しながら，対象者本人とその家族をフォローアップする役割を担うことも重要である（→ここが重要）．

**ここが重要**

住宅改修を行う場合，介護保険制度，障害者自立支援法，障害者総合支援法などの公的制度を活用することが多いため，介護支援専門員（ケアマネジャー）や行政職員との連携が不可欠となる．

# 文献

1) 厚生労働省：国際生活機能分類—国際障害分類改訂版. https://www.mhlw.go.jp/houdou/2002/08/h0805-1.html
2) World Health Organization：Health and Well-Being. https://www.who.int/data/gho/data/major-themes/health-and-well-being
3) 厚生労働省：福祉と住宅政策との連携について. https://www.mhlw.go.jp/content/12601000/000499815.pdf
4) World Health Organization：WHO calls for better and fairer opportunities for physical activity to improve health. https://www.who.int/news/item/14-10-2021-who-calls-for-better-and-fairer-opportunities-for-physical-activity-to-improve-mental-and-physical-health
5) 一般社団法人日本作業療法士協会：令和4年度厚生労働省 老人保健健康増進等事業介護保険制度における福祉用具の範囲及び種目拡充等に関する提案・評価検討のあり方についての調査研究事業. https://www.jaot.or.jp/files/R4% E8% 80% 81% E5% 81% A5% E4% BA% 8B% E6% A5% AD/2023hukusiyougutebikisyo.pdf
6) 内閣府：令和5年版高齢社会白書 第1章高齢化の状況（第2節4）第2節高齢期の暮らしの動向（4）4生活環境. https://www8.cao.go.jp/kourei/whitepaper/w-2023/html/zenbun/s1_2_4.html
7) Yamada M, Arai H：Social Frailty Predicts Incident Disability and Mortality Among Community-Dwelling Japanese Older Adults. J Am Med Dir Assoc, 19(12)：1099-1103, 2018.
8) Makizako H, Shimada H, et al：Social Frailty in Community-Dwelling Older Adults as a Risk Factor for Disability. J Am Med Dir Assoc, 16(11)：e7-11, 2015.
9) 厚生労働省：地域がいきいき集まろう! 通いの場. https://kayoinoba.mhlw.go.jp/
10) 厚生労働省：高年齢労働者の安全と健康確保のためのガイドライン. https://www.mhlw.go.jp/content/11302000/000609494.pdf
11) 鎌田大啓：特集 認知症の方を地域で支える，地域づくりに向けて住民・他職種とコラボするプロジェクトの展開. OTジャーナル, 50(2)：127-131, 2016.
12) 元廣悼：連載 作業療法の知見を活かして働く人の健康を守る・第3回 作業療法の知見を活かした健康経営支援の可能性. OTジャーナル, 57(9)：1070-1074, 2023.
13) Clemson L, Stark S, et al：Environmental interventions for preventing falls in older people living in the community. Cochrane Database Syst Rev, 3(3)：CD013258, 2023.
14) 国土交通省：高齢者，障害者等の円滑な移動等に配慮した建築設計標準. https://www1.mlit.go.jp/jutakukentiku/content/001402840.pdf
15) 厚生労働省：介護保険制度における福祉用具貸与・販売の概要. https://www.mhlw.go.jp/content/12300000/000876007.pdf
16) 厚生労働省：介護保険制度における住宅改修の概要. https://www.mhlw.go.jp/content/12300000/001016043.pdf
17) Holt-Lunstad J, Smith TB, et al：Social relationships and mortality risk：a meta-analytic review. PLoS Med, 7(7)：e1000316, 2010.
18) Sonderlund AL, Thilsing T, Sondergaard J：Should social disconnectedness be included in primary-care screening for cardiometabolic disease? A systematic review of the relationship between everyday stress, social connectedness, and allostatic load. Plos One, 14(12)：e0226717, 2019.

（久米 裕，小玉鮎人）

## mini test

次の文章で，正しいものには〇を，誤っているものには×を付けなさい.

**Q1** 環境因子の構成要素は物的環境，人的環境，社会制度的環境からなる.

**Q2** 環境の阻害因子 (barrier) を重点的に把握することが重要である.

**Q3** 介護保険制度の住宅改修では，理学療法士・作業療法士や建築の専門職を含む住宅改修に関する専門的知識を有する多職種が連携して関与し，対象者の状態像に対応した住環境整備が行われる.

**Q4** 環境に対する評価は，住宅改修や福祉用具貸与などの物的環境を主な評価対象とする.

**Q5** 独居，外出頻度，友人の訪問，家族との接触など人的環境の評価は社会的フレイルの予防につながる.

**Q6** 環境における一次予防では，身体的，心理・精神的，社会的な健康や安全を保証できる快適な環境づくりが重要である.

**Q7** 環境における二次予防では，個人が快適で安全に暮らすための生活環境の整備が最も重要である.

**Q8** 介護保険による保険給付の対象となる福祉用具において，スロープは含まれない.

**Q9** 高齢者，障害者等の移動等の円滑化の促進に関する法律 (バリアフリー法) では，スロープの幅や勾配が定められている.

**Q10** 福祉用具の導入や住環境整備が終了したあと，セラピストは対象者に直接的に介入することはない.

[ 解答 ]

| | | |
|---|---|---|
| Q 1. | 〇 | |
| Q 2. | × | 促進因子 (facilitator) とあわせて捉える. |
| Q 3. | 〇 | |
| Q 4. | × | 人的環境，社会制度的環境も評価対象である. |
| Q 5. | 〇 | |
| Q 6. | 〇 | |
| Q 7. | × | 高年齢労働者の就業環境や公衆衛生の観点をふまえた社会環境の整備も重要 |
| Q 8. | × | 表1 (56頁) に示すように「スロープ」は介護保険による福祉用具の対象種目である. |
| Q 9. | 〇 | |
| Q10. | × | 福祉用具の導入や住宅改修が完了したあとには，対象者本人やその家族が適切に利用できているかについて，動作確認やフォローアップが大切である. |

## column

# 認知機能低下における予防

主観的認知機能低下 (subjective cognitive decline：SCD) は軽度認知障害 (mild cognitive impairment：MCI) の前段階で，客観的評価では捉えることが難しい僅かな認知機能低下を自覚している状態である．MCIや認知症の発症予測因子の一つとされ[1]，うつ症状による感情や身体上の懸念を反映したものであるとの報告もある[2]．SCDの段階で認知機能を含めた本人の能力を強化する介入やうつ症状などへ適切に介入することで，認知機能低下を遅らせ，MCIや認知症への移行を軽減する可能性も示唆されている．

SCDと同様の概念である主観的もの忘れ (subjective memory complaints：SMC) のある地域在住高齢者を対象とし，生活行為を詳細に調査した研究では，SMCのある高齢者はSMCのない高齢者と比較して，「電話・買い物・調理・家事・金銭管理・服薬管理」の対応力が低下していた．特に高度な認知機能を求められる道具の操作，物品管理，物や手段の選択，モニタリングの問題が影響し，生活行為に支障が出ていた[2]．また，家庭生活や社会生活に欠かせない家電製品の使用と冷蔵庫管理についても，SMCの特徴が明らかになった．

主観的もの忘れでも一般的に使用される家電製品で2〜3個のエラーが生じており，特に電話やエアコンのリモコン操作を苦手とする人が多い．冷蔵庫管理においても，認知症者で問題となりやすい「同じ物が大量にある」「賞味期限切れの食品がある」ことはすでに主観的もの忘れでも起こっており，「冷蔵庫内の物を把握していない」「必要な食品を探し出せない」といったことも認められている．

これらの生活上の些細な問題が続くことで失敗体験の連続となり，特に抑うつ傾向のあるSCD者では認知機能低下を助長する恐れが高いと考えられるが，現時点ではSCD者を医療機関や行政などが把握することは難しいと考えられている．

医療・介護従事者，民生委員等が生活行為の困りごとを初期のアラートとして捉え，生活行為の評価 (情報収集や観察など) を行う．問題となっている事柄を明らかにできれば，本人・家族等への気づきの促しや環境調整による工夫で生活行為障害の予防につながる可能性がある[3]．

### 文献

1) Tsutsumimoto K, Makizako H, et al：Subjective memory complaints are associated with incident dementia in cognitively intact older people, but not in those with cognitive impairment：a 24-month prospective cohort study. Am J Geriatr Psychiatry, 25 (6)：607-616, 2017.
2) Ikeda Y, Ogawa N, et al：Instrumental activities of daily living：The processes of involved in and performance of these activities by Japanese community-dwelling older adults with subjective memory complaints. Int J Environ Res Public Health, 16 (14)：2617, 2019.
3) 一般社団法人鹿児島県作業療法士協会：くらしのあれこれ ヒント 集. https://kagoshima-ot.jp/wp-content/uploads/2019/07/kurashinoarekore_part1.pdf

(池田由里子)

## column

# 高齢者の入院関連能力障害の予防

　入院関連能力障害 (hospitalization-associated disability：HAD) とは，原疾患によらない入院中の過剰な安静臥床を原因としたADL障害であり[1]，入院した70歳以上の高齢者の約30％に発症するといわれている[2]．また，この障害は，様々な健康関連有害事象との関連が報告されており，HADを発症した場合，1年以内に回復する割合は30〜40％にとどまるとされ，HADを発症しなかった高齢者に比べ，施設入所や入院により死亡しやすいことが明らかとなっている[3]．そのため，HADの発症予防が喫緊の課題である．

　HADの発症予防には，危険因子を把握することが重要である．すでにHAD発症の危険因子は多くの研究で報告されており，80歳以上の高齢者，入院前における歩行障害の有無，入院前ADL・IADLの介助の必要性，脳卒中や転移性がんの併存，重度の認知機能障害，低栄養などが示されている．これらの危険因子からわかるように，入院前の状態が強く関与しているため，入院前の段階からHADの予防対策が必要である．

　HAD発症の最大の予防対策は，入院をしないことである．入院は予期せぬイベントと捉えがちだが，高齢者においては，多疾患併存，多剤内服，フレイル，サルコペニア，認知機能低下，抑うつ，低栄養などを有している場合，入院しやすいことが示されている．そのため，日頃から病気や心身の健康管理を行うことがHADの予防につながることを理解しておく必要がある．

　疾患の発症などにより入院してしまった場合は，早期からのリハビリテーションが有効である．HADの発症予防効果を検証した先行研究においては，入院翌日から毎日約20分間の歩行・起立練習，筋力トレーニング，バランス練習を含んだリハビリテーションを実施することでHADの抑制効果が示された[4]．そのため，早期からリハビリテーションを実施することがHADの予防に必要な対策であることがわかる．ただし，リハビリテーション以外の時間に過剰な安静臥床状態となっている場合は，注意が必要である．毎日数分間だけでも自室のベッドで端座位をとる，トイレに行く際に病棟の廊下を歩く，入院前に行うことができたADLは入院中も自身で行うなど，リハビリテーション以外の時間の活動が重要であることを忘れてはならない．

　HADはリハビリテーションなど適切な対策により予防できる障害である．しかしながら，現状としてはHADの認知度は決して高いとは言えない．HAD対策の中核としての任を担うリハビリテーションスタッフがHADとその対策の啓発に努めることを期待したい．

### 文献

1) Covinsky KE, Pierluissi E, et al：Hospitalization-associated disability："She was probably able to ambulate, but I'm not sure"．JAMA, 306 (16)：1782-1793, 2011.
2) Loyd C, Markland AD, et al：Prevalence of Hospital-Associated Disability in Older Adults：A Meta-analysis. J Am Med Dir Assoc, 21 (4)：455-461, 2020.
3) Boyd CM, Landefeld CS, et al：Recovery of activities of daily living in older adults after hospitalization for acute medical illness. J Am Geriatr Soc, 56 (12)：2171-2179, 2008.
4) Ortiz-Alonso J, Bustamante-Ara N, et al：Effect of a Simple Exercise Program on Hospitalization-Associated Disability in Older Patients：A Randomized Controlled Trial. J Am Med Dir Assoc, 21 (4)：531-537, 2020.

（小山真吾）

# 5章

# 介護予防

## 到達目標

・介護予防の意義・目的を把握し，介護予防に対する適切な考え方を説明することができる.
・介護予防領域における効果判定指標の特性を理解し説明することができる.
・介護予防の対策方法を理解し，その実施方法について説明することができる.

# 1 介護予防の概要

### ここが重要

介護予防の目的・意義を理解しておくことは大切.「要介護状態の発生をできる限り防ぐ(遅らせる)」ことが介護予防の目標であることを忘れてはならない.

### 用語解説

**要介護・要支援**：日常生活において介護を要する状態が要介護，介護の必要はないものの支援が必要な状態が要支援となる.

### つながる知識

介護予防と聞くと，どこか専門性が薄れた感じがするかもしれないが，実はそうではない. 環境因子や個人因子の影響を考慮しながら，心身機能，活動状況，参加状況を把握し，介護予防につなげることが求められる. 対象となる高齢者を俯瞰的に捉える広い視野が求められる. そのためには，各基礎科目，専門科目の知識が必要となる.

## 1. 介護予防の目的と意義

- 介護予防とは，「要介護状態の発生をできる限り防ぐ(遅らせる)こと，そして要介護状態にあってもその悪化をできる限り防ぐこと，さらには軽減を目指すこと」と定義される[1]. 介護予防は，1章で紹介される一次，二次，三次予防のすべてが含まれる概念となる ( → ここが重要).

- 要介護状態の重度化予防や軽減は三次予防に相当し，要介護認定を受けた人に対する介護保険下でのサービスによるものとなる. そのため，ここでは要介護・要支援 ( → 用語解説) にない高齢者を対象とした，一次および二次予防を取り上げる.

- 介護予防は，心身機能の改善や環境調整などにより活動性を向上させ，家庭および社会への参加を促進することで，生活の質の向上を目指すものとされる[1]. まさに，介護予防はICF (国際生活機能分類) の生活機能モデルの「生活機能」や「背景因子」のすべてを考慮しながら，包括的な管理が求められるものである[2] ( → つながる知識).

## 2. 介護予防の歴史的変遷

- わが国では，2000年 (平成12年) より介護保険制度が開始され，2006年 (平成18年) より介護予防サービスが導入されるようになった.

- 2006年から現在に至るまで，一貫して実施されてきたのが，いわゆるハイリスクアプローチである. ハイリスクアプローチでは，要介護のリスクが高い高齢者を対象に要介護状態へ進むことを予防する目的で実施されてきた.

63

📖 **用語解説**

フレイル：2014年に日本老年医学会が提唱した用語．英語圏でfrailtyと呼ばれる状態を指す．要介護の前段階に位置付けられている．

✏️ **国試に出る**

介護予防における一次予防，二次予防は何を指すかおさえておこう．

- ハイリスクアプローチが導入された頃は，特定高齢者事業と呼ばれており，その後は二次予防事業，そして現在の介護予防・生活支援サービス事業に至る．事業名称の変化に伴いマイナーチェンジは繰り返しているものの，要介護ハイリスク者に対して短期集中型のサービスを提供するという点は変わっていない．
- 現在，要介護ハイリスク者のことを，サービス事業対象者と呼び，これはいわゆるフレイル（→用語解説）のことである．サービス事業対象者というのは政策的用語であるのに対して，フレイルは学術的用語である．定義や判定方法は異なるが，対象者の状態はほぼ同じであると考えてよく，これは二次予防に相当する（→国試に出る）．
- 2010年（平成22年）ごろからは，住民が主体的に取り組む介護予防に資する活動として，通いの場が注目されるようになった．これはハイリスクアプローチとは対照的に，誰でも参加できるポピュレーションアプローチに位置付けられ，一次予防に相当する．
- 通いの場は，体操や趣味活動など介護予防に資すると考えられる活動を，地域住民が主体的に取り組むものを指す．

## 3. 介護予防におけるリハビリテーション専門職の役割

- 2013年，厚生労働省より，「理学療法士という名称を介護予防等の現場で使用することは何ら問題ない」という通知が出された．
- それ以降，理学療法士や作業療法士が積極的に介護予防現場で活躍するようになり，今では保健師と共に介護予防にかかわる主要な専門職に位置付けられている．
- 2020年（令和2年）には，厚生労働省より，「高齢者の保健事業と介護予防の一体的実施」事業（→用語解説）について，その担当専門職として理学療法士・作業療法士が明記された．
- 近年では，地域で働く理学療法士・作業療法士も増加しており，今後さらにセ

📖 **用語解説**

高齢者の保健事業と介護予防の一体的実施：後期高齢者医療広域連合と市町村が連携し，75歳以上の方の健康維持・フレイル対策に努める事業．

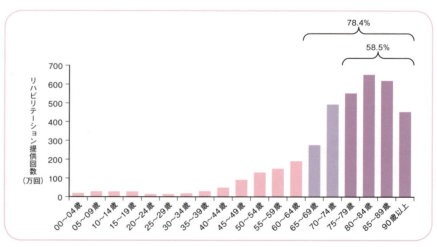

図1　リハビリテーションの対象者年齢

（令和3年社会医療診療行為別統計，2021）[5]をもとに著者作成

5章 介護予防

- ラピストが介護予防領域で活躍することが期待されている[3-4].
- また，医療機関におけるリハビリテーションの対象患者の多くは高齢者であることから（図1）[5]，退院後の地域生活のなかで介護予防につなげることも重要となる．

## 2 介護予防の考え方

### 1. 介護予防における目標の捉え方

- 一次・二次予防的な介護予防の目標は，要介護の発生をできる限り防ぐ（遅らせる）ことである．
- 介護予防を進めるにあたり，身体機能や認知機能の変化は重要な指標ではあるが，あくまで目標は要介護の発生をおさえるということを忘れてはならない．
- 要介護の予防という大きな目標を達成するためには「身体機能を向上させることが不可欠なので，運動介入を実施する必要がある」と考えられがちであるが，これは適切ではない（図2）．もちろん，運動介入は必要であるが，「身体機能が向上すれば介護予防が実現できる」という考えは修正する必要がある．
- 対象が高齢者である場合，基本的に様々な機能は加齢とともに低下していく．介護予防はその加齢変化のなかで実施するものであり，加齢変化に抵抗し，機能を大きく改善させることは容易でないことを理解する必要がある．
- むしろ，適切な対策を講じていたとしても，機能は少しずつ低下することが一般的であり，その低下をゆるやかにすることが重要である（図3）．この「改善させるのではなく，低下速度をゆるやかにする」という考え方が，介護予防を実施するうえでは重要となる（→ここが重要）．
- あらためて，介護予防の目的は，要介護の発生を「できる限り防ぐ」だけでなく，「遅らせる」ことに着目すべきである．そして，"遅らせる≒低下をゆるや

**ここが重要**
医療機関でのリハビリテーションでは，対象者にかかわる期間は長くても数カ月である．しかし，介護予防を考える場合には，5年10年という長期間を想定しなければならない．この発想の転換が重要である．

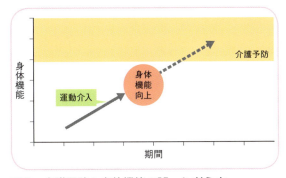

図2　介護予防と身体機能の誤った考え方

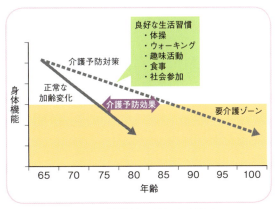

図3　介護予防と身体機能の適切な考え方

## ここが重要

ここで説明しているのは、あくまで高齢者を平均的に捉えた場合の想定であり、加齢変化や効果の得られ方は個人差がある.

## 用語解説

アウトカム指標：成果をはかる指標、いわゆる効果判定指標のこと.

## ここが重要

特にセラピストは体力測定やそのフィードバックにかかわることが多く、体力データおよびその推移について、正確に読み取り、適切なアドバイスを行うことが求められる.

---

かにする"という視点でみれば、運動介入のみが有用な対策ではなく、食事、趣味活動、社会参加なども重要な対策方法になる（身体機能を向上させるためには運動は不可欠であるが、低下抑制のためには運動以外にも手段がある）（→ここが重要）.

### 2. 介護予防における効果判定の考え方

- 介護予防事業の効果を判定する際は、事業目的に従えば要介護の発生をおさえる効果を検証することになる.
- しかし、要介護の発生を追跡するには年単位の期間が必要になることや、比較対照群が設定できないなどの理由から、要介護の発生をアウトカム指標（→用語解説）とすることは多くない.
- 実際には、歩行速度や5回立ち上がり、片脚立位などの身体機能の検査結果を指標とすることが多い. ただし、これらはあくまで参考指標であることを忘れてはならない.
- また、アウトカム指標の選定の際には、それぞれの指標の特性を十分に理解し、対象者抽出のためのスクリーニング指標なのか、介入内容に即した短期的効果判定を行うための指標なのか、それとも最も重要となる長期効果をはかる指標なのかを識別する必要がある.
- サービス事業対象者へのハイリスク介入の効果検証を行う際には、図4のように、スクリーニング指標として基本チェックリスト（後述）を用いる. 介入前後の短期効果指標としては身体機能を計測し、長期効果指標としては要介護の発生を追跡することが理想である[6]（→ここが重要）.

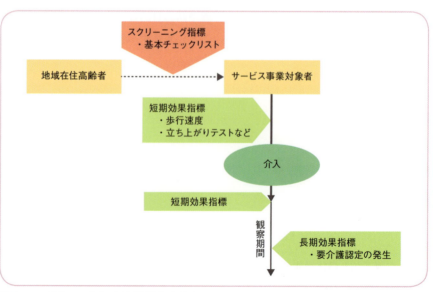

図4 ハイリスク介入の効果判定の流れ

(山田, 2020)[6]

# 3 介護予防の実際

## 1. 介護予防の制度[*1]

- わが国における介護予防は，総合事業と呼ばれる枠組みのなかで各自治体が65歳以上の高齢者に対して実施する．総合事業には，介護予防・生活支援サービス事業と一般介護予防事業がある（図5）[7]．
- 介護予防・生活支援サービス事業とは，要支援者またはサービス事業対象者が受けられるサービスである．これはいわゆる二次予防に相当し，要介護ハイリスク者に対する予防事業が行われる．ここには訪問型のサービスや通所型のサービスなどが含まれる．
- 要支援およびサービス事業対象は，いずれも認定を受ける必要がある．要支援は要介護認定と同様のプロセスで，サービス事業対象者は基本チェックリストという質問紙を用いて認定を行う．
- 基本チェックリストは25項目の二者択一形式の質問紙であり，このなかに運動機能，栄養状態，口腔機能，閉じこもり，認知機能，うつ，生活機能という7つの要素が含まれる．それぞれの要素毎にサービス事業対象となる基準が設けられている（図6）[8]（→国試に出る）．

**国試に出る**
基本チェックリストの内容（質問項目）はしっかりおさえておこう．

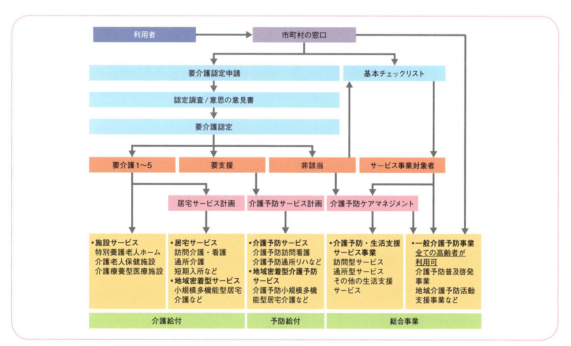

図5　介護予防サービス　　　　　　　　　　　　　　　　　　（厚生労働省）[7]

[*1] ここでは2024年時点での制度について解説する．

| No. | 質問項目 | 回答 | |
|---|---|---|---|
| 1 | バスや電車で1人で外出していますか | 0.はい | 1.いいえ |
| 2 | 日用品の買い物をしていますか | 0.はい | 1.いいえ |
| 3 | 預貯金の出し入れをしていますか | 0.はい | 1.いいえ |
| 4 | 友人の家を訪ねていますか | 0.はい | 1.いいえ |
| 5 | 家族や友人の相談にのっていますか | 0.はい | 1.いいえ |
| 6 | 階段を手すりや壁をつたわらずに昇っていますか | 0.はい | 1.いいえ |
| 7 | 椅子に座った状態から何もつかまらずに立ち上がっていますか | 0.はい | 1.いいえ |
| 8 | 15分くらい続けて歩いていますか | 0.はい | 1.いいえ |
| 9 | この1年間に転んだことがありますか | 1.はい | 0.いいえ |
| 10 | 転倒に対する不安は大きいですか | 1.はい | 0.いいえ |
| 11 | 6カ月間で2～3kg以上の体重減少がありましたか | 1.はい | 0.いいえ |
| 12 | 身長　　　cm　体重　　　kg　(BMI＝　　)　(注)18.5未満の場合に該当 | | |
| 13 | 半年前に比べて固いものが食べにくくなりましたか | 1.はい | 0.いいえ |
| 14 | お茶や汁物等でむせることがありますか | 1.はい | 0.いいえ |
| 15 | 口の渇きが気になりますか | 1.はい | 0.いいえ |
| 16 | 週に1回以上は外出していますか | 0.はい | 1.いいえ |
| 17 | 昨年と比べて外出の回数が減っていますか | 1.はい | 0.いいえ |
| 18 | 周りの人から「いつも同じことを聞く」などの物忘れがあるといわれますか | 1.はい | 0.いいえ |
| 19 | 自分で電話番号を調べて，電話をかけることをしていますか | 0.はい | 1.いいえ |
| 20 | 今日が何月何日かわからない時がありますか | 1.はい | 0.いいえ |
| 21 | (ここ2週間)毎日の生活に充実感がない | 1.はい | 0.いいえ |
| 22 | (ここ2週間)これまで楽しんでやれていたことが楽しめなくなった | 1.はい | 0.いいえ |
| 23 | (ここ2週間)以前は楽にできていたことが今はおっくうに感じられる | 1.はい | 0.いいえ |
| 24 | (ここ2週間)自分が役に立つ人間だと思えない | 1.はい | 0.いいえ |
| 25 | (ここ2週間)わけもなく疲れたような感じがする | 1.はい | 0.いいえ |

No6-10 運動低下 3/5以上
No11-12 低栄養 2/2
No13-15 口腔低下 2/3以上
No16-17 閉じこもり 16に該当
No18-20 認知低下 1/3以上
No21-25 うつ 2/5以上
No1-20 生活低下 10/20以上

**図6　基本チェックリスト**

(厚生労働省)[8]

## ここが重要

一般介護予防は，すべての高齢者が利用できることがポイントであり，いわゆるポピュレーションアプローチに位置付けられている.

- 一般介護予防事業とは，すべての高齢者が利用できるサービスで，介護予防普及啓発事業や地域介護予防活動支援事業などが含まれる．通いの場もここに含まれる（➡ここが重要）.

# 2. 介護予防のカテゴリ

- ここではセラピストがかかわることの多い運動に焦点をあてて解説しているが，『介護予防マニュアル第4版』(厚生労働省)[1]では，次の7つのマニュアルによって包括的に実施することが求められている．①複合プログラム，②運動器機能向上，③栄養改善，④口腔機能向上，⑤閉じこもり予防・支援，⑥認知機能低下予防・支援，⑦うつ予防・支援.
- この①～⑦の対策のなかで，いわゆる運動を手段としているものは多く，①複合プログラム，②運動器機能向上，⑥認知機能低下予防・支援，⑦うつ予防・支援は教室型の運動介入を基盤としている．また，③の栄養については，栄養介入単独よりも運動と併用することが重要と考えられている.
- 運動器機能向上プログラム：運動器機能の低下が認められる高齢者に対して，抵抗運動や有酸素運動などのプログラムを実施することにより，運動器機能の

向上，転倒予防，要介護予防を目指すもの．理学療法士・作業療法士や健康運動指導士が運動指導や身体機能評価にかかわることが多い．

- 栄養改善プログラム：低栄養状態にある高齢者に対する栄養指導を通じ，栄養状態の改善やそれによる身体機能の改善を目指すもの．基本的には管理栄養士が担当することが多いが，身体機能評価などで理学療法士・作業療法士がかかわる場合がある．

- 口腔機能向上プログラム：口腔機能低下を認める高齢者に対して，口腔機能向上プログラムを実施することで，口腔環境改善や口腔機能向上を目指す．歯科衛生士や管理栄養士，言語聴覚士が担当することが多い．

- 閉じこもり予防・支援プログラム：閉じこもり傾向にある高齢者に対して，通所サービスや訪問サービスを通じ，閉じこもりの解消を目指すプログラムである．保健師，理学療法士・作業療法士を含む様々な専門職のほか，社会福祉士や民生委員などがワークショップや健康教室にかかわることが理想とされる．

- 認知機能低下予防・支援プログラム：認知機能低下を認める高齢者に対して，運動や認知的活動を通じて認知機能の維持・向上を目指すものである．理学療法士・作業療法士や健康運動指導士が運動指導や評価にかかわることが多い．

- うつ予防・支援プログラム：うつ症状を有する高齢者に対して，医療機関への受診勧奨や運動プログラムを実施することで，うつ症状の軽減を目指すもの．保健師，看護師，社会福祉士，精神保健福祉士等が医療機関への受診や推奨に関与し，理学療法士・作業療法士や健康運動指導士が運動指導や評価にかかわることが多い．

- 複合プログラム：運動，栄養，口腔のプログラムを複合的に実施するものである．

## 3. 介護予防のプログラム

### (1) サービス事業対象者に対する介護予防プログラム[*2]

- 運動器機能向上マニュアルでは，基本チェックリストを用いて運動機能が低下していると考えられるサービス事業対象者に対して運動プログラムを実施する．それ以外のマニュアルについても，基本チェックリストの各要素に対応している．

- このようなプログラムは各自治体の実情に応じて変更することが可能であり，1回あたりの時間や期間，頻度などは必ずしも一致しない．ただし，運動時間が不十分な場合には，期待される効果が得られにくくなるため，プログラムの総運動時間が25時間以上となるように設定することが推奨されている（→臨床では）．

- 運動プログラムとしては，①ストレッチ，②抵抗運動，③有酸素運動，④バランス運動，⑤デュアルタスク運動など，複数の運動（種類）で構成されるマルチコンポーネント運動が推奨されている．

---

**臨床では**

運動の時間は，たとえば1回70分，週2回，12週間の計28時間などとして設定する．

---

*2 ここでは運動介入を取り入れたプログラムに焦点をあてて解説する．

- 特に，立位・歩行・階段昇降などの移乗・移動能力の維持に焦点があてられており，下肢や体幹の運動を取り入れることが推奨されている．

### (2) 通いの場でのプログラム

- 通いの場のプログラムは様々であり，特に定められたものはない．
- 多くの自治体でご当地体操を作成しており，その体操を通いの場で実践しているケースも多い．このようなご当地体操は，厚生労働省のホームページでも公開されている[9]．通いの場では，専門職が不在の場合がほとんどであり，こうしたインターネット動画やDVDを参考にしたり，リーダーやファシリテーターと呼ばれる住民が指導者となり運動を実施している．多くのご当地体操で，①抵抗運動，②有酸素運動，③バランス運動などの要素が含まれている．
- また，通いの場には運動以外にも社会参加という要素があることを忘れてはならない．このような場では，運動を提供するだけでなく，参加者同士の交流も大きな目的となる．

## 4. 介護予防の効果

### (1) 短期集中型の運動介入の機能向上効果

- 3〜6カ月間程度の短期集中型の運動介入を実施した場合，各種身体機能や認知機能，精神機能に改善効果が得られることが示されている（図7)[10]．
- ハイリスク高齢者，すなわちフレイル高齢者に対する運動介入としては，「フレイル理学療法ガイドライン」が参考になる．抵抗運動，有酸素運動，バランス運動，歩行・体操，マルチコンポーネント運動，運動と栄養の併用療法のそれぞれについて効果検証がなされており，いずれの運動においても運動特異的な効果が認められている（抵抗運動を行えば筋力増強効果が得られる，バランス運動を行えばバランス能力が強化されるなど)[11]．
- 運動実施前にはどのような運動が必要になるのか，適切なアセスメントが必要である（図8)[11]．
- 通常，研究として運動介入の効果を検証する際には3〜6カ月間という期間で検証を行うことが一般的であり，ここで図7のような効果が得られていたとしても，運動を休止すればその効果が失われることを理解しておかなければならない（図9)[12-14]．

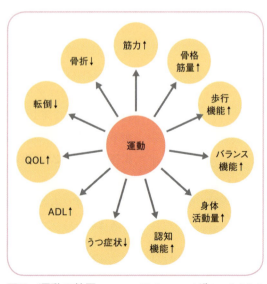

図7　運動の効果　　（荒井，2019)[10] より著者作成

5章 介護予防

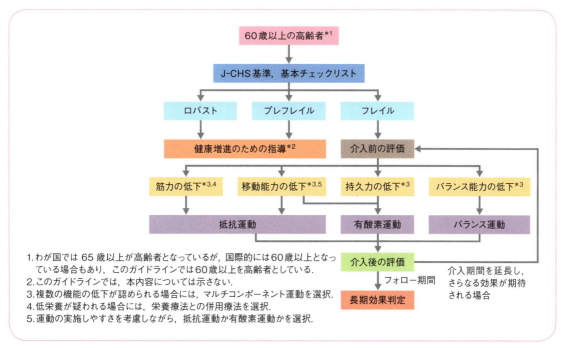

図8　フレイルに対する運動介入と評価の流れ　　　　　　　　　　　　　　　（日本理学療法士協会，2021）[11]

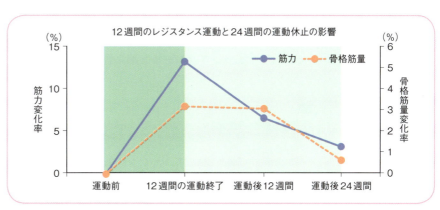

図9　運動実施と休止の影響
　　　　　（Zech A, et al, 2012）[12]，（Yasuda T, et al）[13]，（Taaffe DR, et al）[14] より著者作成

## (2) 短期集中型のハイリスクアプローチの効果[*3]

- ハイリスクアプローチでは，前述のように短期集中で実施されるため，図7のような効果が期待される．
- また，ハイリスクアプローチに参加してから約2年間は要介護の発生を抑制できるような効果が示されている．しかし，この効果は経年的に減弱し，7年経過した時点で参加していなかった人との差は消失することが示されている[15]．この理由として，運動継続が困難であったことがあげられ，運動を継続するこ

---

*3　ここでは運動を取り入れた介入に焦点をあてて解説する．

71

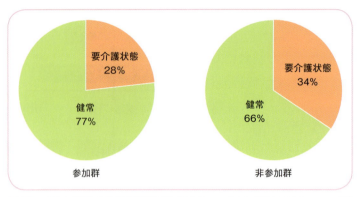

図10 通いの場の介護予防効果（8年）　　　（厚生労働省老健局，2019）[15]

とができれば，非参加者との差が数年後も維持できていた可能性がある．

### (3) 通いの場の効果

- 前述のように，継続的に通いの場に参加していても，徐々に身体機能が低下する可能性がある．しかし，非参加者ではより大幅に身体機能が低下することが考えられ，この低下速度がゆるやかになったことを効果と捉えるべきである．
- 実際，通いの場への参加によって，その後の要介護の発生をおさえる効果が示されており（図10）[15]，身体機能だけに着目するのではなく，要介護の発生にも着目することが重要であるといえる．
- ハイリスクアプローチで課題にあがった"運動の継続"は，通いの場のようなポピュレーションアプローチと組み合わせることで解消する可能性がある．

### 文献

1) 厚生労働省：介護予防マニュアル 第4版．https://www.mhlw.go.jp/stf/newpage_25277.html
2) 厚生労働省：国際生活機能分類―国際障害分類改訂版．https://www.mhlw.go.jp/houdou/2002/08/h0805-1.html
3) 日本理学療法士協会：統計情報．https://www.japanpt.or.jp/activity/data/
4) 日本作業療法士協会：2020年度日本作業療法士協会会員統計資料．日本作業療法士協会誌，114：6-19, 2021．
5) 政府統計の総合窓口e-Stat：令和3年社会医療診療行為別統計．https://www.e-stat.go.jp/stat-search/files?page=1&toukei=00450048&tstat=000001029602
6) 山田 実：介護予防（フレイル対策）に対する評価・効果判定のアウトカム．理学療法学，47(5)：499-504, 2020．
7) 厚生労働省：https://www.mhlw.go.jp/content/0000213177.pdf
8) 厚生労働省：基本チェックリストの考え方について．https://www.mhlw.go.jp/topics/2007/03/dl/tp0313-1a-11.pdf
9) 厚生労働省：地域がいきいき 集まろう！通いの場．https://kayoinoba.mhlw.go.jp/taisomap.html
10) 荒井秀典編：介護予防の取り組みによる社会保障費抑制効果および科学的根拠と経験を融合させた介護予防ガイドの作成．介護予防ガイド 平成30年度老人保健事業推進費等補助金（老人保健健康増進事業），メジカルビュー，2019．
11) 公益社団法人日本理学療法士協会監：理学療法ガイドライン 第2版．医学書院，2021．
12) Zech A, et al：Residual effects of muscle strength and muscle power training and detraining on physical function in community-dwelling prefrail older adults：a randomized controlled trial. BMC Geriatr, 7(12)：68, 2012.
13) Yasuda T, et al：Effects of detraining after blood flow-restricted low-intensity training on muscle size and strength in older adults. Aging Clin Exp Res, 26(5)：561-564, 2014.
14) Taaffe DR, et al：Alterations in muscle attenuation following detraining and retraining in resistance-trained older adults. Gerontology, 55(2)：217-223, 2009.
15) 厚生労働省老健局：第3回一般介護予防事業の推進方策に関する検討会（令和元年7月19日）提出資料（資料1-2）（荒井秀典，山田 実），通いの場に関するエビデンス．2019．

（山田　実）

## mini test

次の文章で，正しいものには○を，誤っているものには×を付けなさい．

Q1 介護予防の目標とは，要介護状態をできる限り防ぐ (遅らせる) ことである．

Q2 介護予防は，2010年から導入されるようになったサービスである．

Q3 現在のハイリスクアプローチは，介護予防・生活支援サービス事業のなかで行われている．

Q4 理学療法士・作業療法士は，介護予防にかかわる主たる専門職に位置付けられている．

Q5 介護予防では，身体機能の向上を求め続けなければならない．

Q6 介護予防を行ううえで，身体機能の低下速度をゆるやかにすることは重要である．

Q7 一般介護予防事業は，元気な高齢者のみが対象となる．

Q8 ハイリスクアプローチには，長期にわたって要介護の発生を抑制できる効果がある．

Q9 通いの場は，ポピュレーションアプローチの一つであり，介護予防の効果が期待できる．

Q10 介護予防を行ううえで，運動は重要な手段の一つに位置付けられている．

[ 解答 ]

| | | |
|---|---|---|
| Q 1. | ○ | |
| Q 2. | × | 2006年が正しい． |
| Q 3. | ○ | |
| Q 4. | ○ | |
| Q 5. | × | 必ずしもそうではない． |
| Q 6. | ○ | |
| Q 7. | × | すべての高齢者が対象となる． |
| Q 8. | × | 長期には認められにくい． |
| Q 9. | ○ | |
| Q 10. | ○ | |

## column

# アパシーにおける予防

アパシーとは，興味や意欲の欠如と定義され，無関心や感情の平板化と同義で使用されることが多い[1]．高齢者におけるアパシーは，最もよくみられる精神神経症状の一つであり，地域在住高齢者では高齢になるにつれてその有病率は増加する[2]．地域在住高齢者におけるアパシーの有病率は1.4〜23.7％となっており，報告によって有病率に差がある[2]．

アパシーの症状は，無気力・無関心で感情の表出が乏しくなることが特徴であり，身体的愁訴（睡眠障害など）は少ないことから，発見に時間がかかってしまうことがある．また，アパシーを単独で発症することもあれば，うつと併存することもあり，活動性や興味関心の減弱，精神運動の緩慢さなど，臨床像が類似していることから，判断に迷う場合も少なくない．しかし，アパシーはうつ病に特徴的な症状である悲哀感，不適切な罪悪感，自殺念慮などの気分障害を有さないことから明確に区分される．

高齢期のアパシーは，認知症のリスク要因となることや，ADL障害・QOL低下などのネガティブな結果と関連しているため，早期発見および予防が重要となる．特に，生活習慣の乱れや健康衛生面での無精について注意深く観察することが重要である．たとえば，散歩や買い物などの外出習慣があった人が引きこもりがちになる，入浴や着替え，歯磨きなどを行わなくなる，友人や家族への関心が低下する，といった状態が観察される．このような高齢者への対応としては，家族の協力を得ながら規則正しい生活習慣を構築していくとともに，認知症の有無を医師に評価してもらったのち，運動療法や作業療法といった非薬物的介入が推奨される[3]．認知症を有する高齢者に対しては，多感覚刺激，音楽療法，認知刺激，ペット療法といった介入がアパシーの軽減に有効であることが報告されている[4]．

アパシーの評価方法としては，意欲の指標[5]を代表に様々なものがあるが，うつとの鑑別には，やる気スコアが有用であるといわれている[6]．また，対象者が日常のなかで有意義であると感じている活動に対して支援を行うことで満足度が向上し，アパシーの予防に寄与する可能性も示されている[7]．

### 文献

1) 小林祥泰（編）：脳疾患によるアパシー（意欲障害）の臨床．新興医学出版社，2008，pp3-8．
2) Brodaty H, Altendorf A, et al：Do people become more apathetic as they grow older? A longitudinal study in healthy individuals. Int Psychogeriatr, 22（3）：426-436, 2010.
3) 公益財団法人長寿科学振興財団：認知症の予防とケア．https://www.tyojyu.or.jp/kankoubutsu/gyoseki/ninchisho-yobo-care/h30-4-3.html.
4) Cai Y, Li L, et al：The Effectiveness of Non-Pharmacological Interventions on Apathy in Patients With Dementia：A Systematic Review of Systematic Reviews. Worldviews Evid Based Nurs, 17（4）：311-318, 2020.
5) Toba K, Nakai R, et al：Vitality Index as a useful tool to assess elderly with dementia. Geriatrics and Gerontology International, 2（1）：23-29, 2002.
6) 岡田和悟，小林祥泰・他：やる気スコアを用いた脳卒中後の意欲低下の評価．脳卒中，20（3）：318-323, 1998.
7) Maruta M, Makizako H, et al：Association between apathy and satisfaction with meaningful activities in older adults with mild cognitive impairment：A population-based cross-sectional study. Int J Geriatr Psychiatry, 36（7）：1065-1074, 2021.

（下木原　俊）

## column

## 高齢期うつ病における予防

　高齢期は，加齢に伴う脳機能や心身機能の低下などの生物学的変化に加え，家族や友人の死・転居，役割や経済基盤の喪失などの社会心理学的変化が生じるため，うつ病をきたしやすい年代といえる．高齢期うつ病のリスク因子には，性別（女性）や，身体的（合併症や機能障害）・心理的・社会的（社会的交流の不足，孤独，外出機会の減少）・認知的（認知機能障害）要因がある．一方で，自己効力感やレジリエンス，趣味，身体活動などは保護因子となり得る．

　高齢期うつ病の予防について，一次予防にあたる普遍的予防（universal prevention）のエビデンスは限られているが，選択的予防（selective prevention）では孤立や脳血管障害，軽度認知障害といったうつ病のリスクがある集団に対する介入効果が示されている．一次予防では，うつ病に対する知識の普及・啓発や，生きがいや社会参加を促進する地域づくりと同時に，うつ病を含む精神疾患へのスティグマ（偏見）の改善が重要な課題となる．二次予防にあたる指示的予防（indicated prevention）では，閾値下うつに対する心理社会的介入（認知行動療法，問題解決療法，対人関係療法）や，身体活動，ライフレビューなどの非薬物療法の効果が示されており，健診などでうつ傾向のある人を特定することが，うつ病への移行予防につながる．その際，各種サービス機関への紹介や，うつ病が疑われる場合には医療機関への受診勧奨も重要である．また，高齢期うつ病の要因や症状は多様であり，その後の経過に影響を及ぼすため，個別のアセスメントも必要となる．高齢期うつ病の解釈モデル（図）などを参考に，症状が生じている背景を包括的に捉え，個々人の生活歴や価値観に沿った目標設定や介入方法の検討が重要である．その人らしい，生きがいのある生活の支援は高齢期うつ病の予防において有益である．

**文献**
1) Fiske A, Wetherell JL, et al：Depression in older adults. Annu Rev Clin Psychol, 5：363-389, 2009.

（丸田道雄）

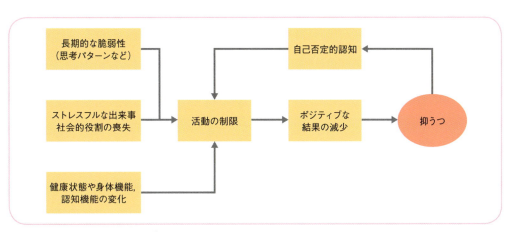

図　高齢期うつ病の解釈モデル

（Fiske, et al, 2009）[1]より一部改変

## column

# 人工関節置換術後のフレイル予防

人工関節置換術は，主に変形性関節症（osteoarthritis：OA）患者に対して除痛ならびに機能改善を目的として行われる．高齢化が進むわが国において，実施件数は年々増加するとともに，対象患者に占める高齢者の割合が多くなっている．厚生労働省により発表された2021年4月〜2022年3月までのNDBオープンデータによると，人工股関節置換術が実施された患者の66.5％，人工膝関節置換術が実施された患者の90.5％が高齢者であった（そのうち，それぞれ29.7％，55.6％は75歳以上の後期高齢者）[1]．人工関節置換術の対象となる重度OA患者は，加齢による機能低下に加え，症状により身体活動量や運動機能が低下しているため，術前患者の半分以上は身体的フレイル状態であったことが報告されている[2,3]．

人工関節置換術はOA患者の機能回復に大きく貢献し，フレイル状態は改善していくことが多い[2]．一方で，一定数の患者においては，術後も疼痛が遷延すること，術後の身体活動量の増大が不十分であることから，術後しばらく経過してもフレイル状態のままであることが想定される．実際，Kuwakadoらは術後6カ月の時点で38.2％の患者がフレイル状態のままであったと報告している[3]．また，人工関節置換術後1年間は，転倒，骨折の発生リスクが高くなることも明らかになっている[4]．

以上より，人工関節置換術後患者に対するリハビリテーション場面においても，フレイル予防の視点をもつかかわりが重要である．具体的には，身体活動量向上を促していくようなかかわりや，セルフエクササイズの指導が求められる．術後も疼痛が遷延している場合もあるが，運動器に疼痛を有している場合でも，活動量計を用いて日々の身体活動量を記録し，身体活動量増大を目標として設定することが効果的であることが明らかになっている[5]．また，退院後は地域での生活に戻ることから，フレイル対策として重要視される栄養摂取に関する指導や，社会参加への促しも必要となるだろう．術後急性期の機能改善だけに着目するだけでなく，退院後の患者の生活面にも目を向け，長期的な視点をもったかかわりが重要である．

### 文献

1) 厚生労働省：第8回NDBオープンデータ. https://www.mhlw.go.jp/stf/seisakunitsuite/bunya/0000177221_00012.html.
2) Kappenschneider T, Bammert P, et al：The impact of primary total hip and knee replacement on frailty：an observational prospective analysis. BMC Musculoskelet Disord, 25（1）：78, 2024.
3) Kuwakado S, Kawaguchi K, et al：Prevalence and Characteristics of Frailty at 6 months FollOwing Total Hip and Knee Arthroplasty in Patients With End-Stage OA. Geriatr Orthop Surg Rehabil, 13：21514593221126019, 2022.
4) Vala CH, Kärrholm J, et al：Risk for hip fracture before and after total knee replacement in Sweden. Osteoporos Int, 31（5）：887-895, 2020.
5) Mansi S, Milosavljevic S, et al：A systematic review of studies using pedometers as an intervention for musculoskeletal diseases. BMC Musculoskelet Disord, 15：231, 2014.

（三栖翔吾）

# 6章

# 職場での予防

### 到達目標

・リハビリテーション専門職における職場での予防の目的と意義を理解し，適切な考え方を説明することができる．
・職場で生じやすい問題を理解し，職場での予防におけるリハビリテーション専門職の役割を説明することができる．
・職場での予防に対する具体的な対策について説明できる．

## 1 職場での予防の概要

### 1. 職場での予防の目的と意義

#### つながる知識

労働災害事例のデータベースなど，各職種の労働災害に関する情報は厚生労働省のHPで閲覧可能である[1]．

#### 用語解説

**頸肩腕症候群**：上肢系作業関連筋骨格系障害に該当し，上肢系は後頭部，頸部，肩甲帯，上背部，前胸部，上腕，前腕，手指を指し，それらすべてまたは一部に疼痛，こり，しびれなどの症状をきたす疾患の総称．

#### ここが重要

良好な労務環境の保全は労働者のみならず継続可能な企業運営においても重要である．

- 「職場での予防」におけるリハビリテーション職種の目的は，労働者の健康と安全を促し，持続可能な労働環境を確保することであり，産業衛生の一環として行われる．
- 人口減少や若者の職業観の変化，さらには高齢化などにより，職種によっては労働力を確保することが難しい状況にある．このようななかで，将来にわたり質の高い労働力を確保するためには，安全で衛生的な労働環境が不可欠である（→ つながる知識）．
- 職場における産業衛生的な課題として，メンタルヘルスの不調，腰痛症や頸肩腕症候群（→ 用語解説）といった筋骨格系障害，転倒，生活習慣病への罹患リスクなどがあげられ，リハビリテーション職種がかかわっていく意義は大きい．
- 職場での予防は，労働者個々の労働環境や健康を守るという点だけでなく，雇用の質を向上させ，職場や組織全体のサービスの質向上や発展を促進し，運営を健全化することにもつながる（→ ここが重要）[2]．
- リハビリテーション専門職である理学療法士・作業療法士はその職域の特性上，メンタルヘルスや筋骨格系障害，転倒予防に対して専門的なアセスメントやアプローチが可能であり，個々や組織全体への職場での予防に寄与できる（→ 次頁のここが重要）．
- 本章では，主にリハビリテーション専門職に関連が深いメンタルヘルス，ならびに筋骨格系障害である腰痛症や頸肩腕症候群を中心に解説する．

77

## ここが重要

心身のリハビリテーションを専門とする理学療法士・作業療法士が「職場での予防」にかかわることは，人の健康と社会の経済的発展に寄与し，社会的意義は大きい.

## ここが重要

わが国の法律で明確化されている産業衛生専門職は，産業医および衛生管理者，労働衛生コンサルタントである. リハビリテーション専門職も産業衛生に携わってはいるが，労働安全衛生法には定められていない. 海外ではリハビリテーション専門職が産業衛生にかかわり，労働者の保全や生産性の低下を予防することが認められている.

## 考えてみよう

ICTの発展や働き方の多様化が進む現代社会において，労務環境はどのように変化していくのか，またリハビリテーション専門職としてのかかわりがどのように変化していくのかを考えてみよう.

## 2. 職場での予防の歴史的変遷

● わが国では，明治時代の産業革命以降，近代化が進むなかで労働者の健康や安全に関する問題が深刻化した（鉱山でのガス炭じん爆発や，繊維産業に従事する女性の劣悪な寄宿舎生活，深夜業を常態とする長時間労働，結核の蔓延など）. これに対処するため，産業衛生の概念が導入され，労働者の健康管理や職場環境に目が向けられるようになった.

● 経済成長とともに労働者の健康問題が顕在化し，企業や政府が積極的な取り組みを開始した. 工場労働者の保護を目的とする工場法（1911年）や労働基準を定めた労働基準法（1947年），労働者を使用する事業者に対して労働者への安全配慮義務を定めた労働災害防止団体法（1964年），さらに労働災害の防止を目的として制定された労働安全衛生法（1972年）が制定された.

● その後，日本の産業衛生は国際的な規制や技術の進歩に合わせて改善され，労働者の健康や安全に対する意識も高まっている. 現代では，企業や政府，労働者団体が協力し，より健康で安全な労働環境の実現に取り組んでいる.

● 戦後の高度成長期における産業災害や職業性疾病の急増をふまえ，1958年に第1次労働災害防止計画が策定された. その後，社会経済の情勢や技術革新，働き方の変化などに対応しながら，現在，第14次労働災害防止計画が策定されている[3]. 本計画は，国，事業者，労働者等の関係者が一体となって，一人の被災者も出さないという基本理念の実現に向けて実施されている.

● 労働者の健康確保対策については，特にメンタル不調や過重労働による健康障害が課題となっていることから，第14次労働災害防止計画では，これらの対策を推進することが重点項目となっている[3].

● 産業衛生とリハビリテーションでは，1972年の労働安全衛生法制定により，産業医の名称が生まれた. 産業医学は予防を中心とする産業人口の医学・医療であり，健康増進やリハビリテーションをも含むと考えられてきた[4]（➡ここが重要）.

● わが国では高齢化や多様化する労働者の健康確保が重要な課題になっている. 疾病や障害をもった，もしくはハイリスク予備軍の労働者への関与だけでなく，健康増進や疾病予防，特殊予防といった一次予防的な取り組み（1章の6頁参照）についても，リハビリテーション専門職種への需要が高まっている.

## 3. リハビリテーション専門職の役割

● リハビリテーション専門職の役割として，以下があげられる.

● 健康促進プログラムの開発と実施：生活習慣病の予防を含めた職場での健康促進プログラムの考案および実施. 職場内の運動プログラムやストレス管理セミナー，栄養指導などが含まれる.

● 動作や労働環境のアセスメントと改善：労働者の動作や労働環境を評価し，安

78

6章　職場での予防

全と健康を向上させるためのアプローチの実施，運動力学的な視点からの動作・姿勢の改善，作業プロセスの見直し，労働環境の整備，安全対策の実施などが含まれる.

- **ストレス管理とメンタルヘルス支援**：ストレス管理プログラムの実施やメンタルヘルス支援を提供，労働者の心理的な健康を支援することができる.
- **労災事故の予防**：職場での腰痛症や筋骨格系外傷の発生，転倒の予防，適切な身体活動の促進，作業姿勢の改善，安全な作業環境の確保などが含まれる.
- **チームの教育とトレーニング**：企業全体に対して，健康や安全に関する教育プログラムやトレーニングについての指導やセミナーの提供がある.

# 2 職場での予防の考え方

## 1. 管理について

- 日常業務や職場環境の見直し・改善は，個々による取り組みだけでは不十分であり，組織全体ならびに社会全体で取り組むべき課題である.
- 作業関連の疾患予防の基本的な考え方は，労働衛生の3管理と1教育，すなわち**作業管理**（労働時間の調整，休憩，作業方法の変更，不良姿勢の低減など），**作業環境管理**（温熱環境の調整，喫煙対策，机・椅子・作業台・動線の調節など），**健康管理**（健康診断，相談，体操指導など）および労働者への**健康教育**である[5].
- 全労働者が，「職場の安全と健康は，個々の意識と職場全体としての取り組みが必須」という基本認識のもと，個々の自己管理や勤務環境の現状を確認し，その現状にあわせて取り組むべき改善事項を決定し，実施していくことが必要である[2].
- 職場での予防には日常的な業務の安全性の評価とその結果をもとにした対策の計画策定・実施・再評価・さらなる改善といったPDCAサイクルが有用である（**図1**）.

## 2. メンタルヘルス

- 職場における労働者の健康保持増進に関する課題は，働き方改革への適応，メンタルヘルスの不調，労働者の高齢化や女性の就業率の増加に伴う健康問題への対応，仕事と家庭生活の両立支援，そしてテレワークの拡大による運動不足など多岐にわたる[3].
- 仕事や職業生活に関することで強い不安，悩み，ストレスを感じている労働者の割合は，2021年は53.3％で高いことがわかる[6]（**図2**）.
- メンタルヘルスの不調には，長時間労働や夜勤・交代制勤務などの勤務環境や，人間関係やハラスメント（→つながる知識）といった人的環境などが要因と

---

**つながる知識**

ハラスメントの被害を受けると，心理的ストレス反応やうつ病を発症させるだけでなく，心身愁訴や，狭心症・心筋梗塞・虚血性心不全などの虚血性心疾患，また全身に激しい痛みが生じる線維筋痛症なども発症させる可能性がある[7].

79

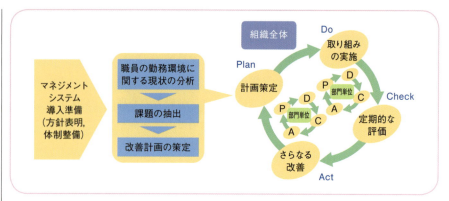

図1　勤務環境改善マネジメントシステム 全体イメージ　　（厚生労働省）[2]より一部改変

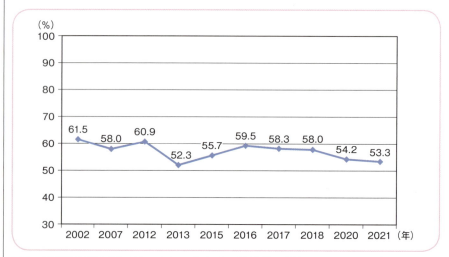

図2　仕事や職業に関するストレスを有する労働者の割合　　（厚生労働省）[6]より一部改変

なっている.

- 仕事関連のストレスとバーンアウト（燃え尽き症候群）は，仕事への不満や職場への低い貢献度，欠勤や高い離職をもたらす[8]．また，ストレス要因は時間やマンパワーの不足に起因しており，そうした仕事関連に加えて個人的要因が加わったときに，全体的に高いストレスを伴う可能性がある[9]．
- メンタルヘルス対策として，職場におけるハラスメント防止やストレスチェック（後述参照）の実施も含めた対策を進めることが有効であると考えられる．

## 3. 筋骨格系障害

- 労働条件や環境など職業上の業務に起因する疾病のことを労働基準法では業務上疾病とされており，医学用語では職業性疾病という．
- 労働基準法第75条により，労働者が業務上疾病にかかった場合，使用者は必要な療養を行い，その費用を負担しなければならない．

6章 職場での予防

> **ここが重要**
> 業務上疾病として，そのほかにじん肺や振動器具長期使用によるレイノー症候群や，パソコン作業による手根管症候群といった末梢神経障害，腱鞘炎などの運動器障害，業務に起因する感染症などがある．なお，業務上疾病（職業病）の一覧が労働基準法であげられている[10]．

- 労働基準法施行規則では，「業務上の負傷に起因する疾病」や「物理的因子による疾病」など11項目が規定されている．その項目に「身体に過度の負担のかかる作業態様に起因する疾病」があり，リハビリテーション職種のかかわりが強い代表的な疾病として，腰痛症や頸肩腕症候群があげられる（→ここが重要）．

(1) **腰痛症**

- 厚生労働省による令和4年（2022年）の業務上疾病の発生状況によると，職場における腰痛症の発生件数は，昭和53年（1978年）をピークにして長期的に減少しているが（図3），社会福祉施設や医療保健を含む保健衛生業では増加の傾向にある．保健衛生業と陸上貨物運送事業の腰痛発生率は全業種平均を大幅に上回っている[11]．
- セラピストが分類されている「保健衛生業」においても，腰痛症による労働災害申請件数が最も多い[12]．

【腰痛症の誘発要因】

① 長時間の同一姿勢での作業：長時間の立ち仕事ならびに座位姿勢を維持することが腰痛症の原因となる．特に腰を曲げたままの姿勢や，一方向に負荷がかかるような体勢が続くと，腰部に負担がかかる．

② 過度な負荷や物理的ストレス：過度に重い物の持ち上げや持ち運び，体幹を回旋させたままでの作業など，腰部に負荷のかかる作業は腰痛症の誘発因子であり，特に高頻度での繰り返し動作はさらにリスクが高くなる（→次頁のつながる知識）．また，急な動作や労働者自身の筋力低下も腰痛症を引き起こす要因である．

③ 不適切な運搬動作：重量物の持ち上げや持ち運びなどで，動作方法が不適切な

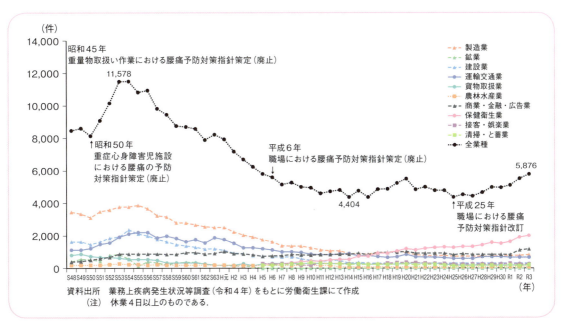

図3　腰痛症発生件数の推移　　　　　　　　　　　　　　　　　　　　　（厚生労働省，2022）[11]

### つながる知識

2013年に国の「職場における腰痛予防対策指針」が改定され、『満18歳以上の労働者が人力のみにより取り扱う物の重量は、男性では体重のおおむね40%以下、女性では男性が取り扱うことのできる重量の60%位までとすること』と明示されている。また、女性では、断続作業30kg、継続作業20kg以上の重量物を取り扱うことが禁止されている[13]。

### 臨床では

デンマークでは、医療・介護現場において、対象者の移乗はリフターで行うことが法律によって義務付けられており、環境も整備されている。日本においては、今後の課題といえる。

場合、腰部への負担が大きくなる。特に、膝を曲げずに腰部を曲げたまま重い物を持ち上げたり、重量物を体幹から離れた位置で手を伸ばしたまま持ち上げたりなど、腰椎に負荷がかかりやすい方法で行うと、腰痛症の誘発要因となる。

④不適切な作業環境：寒冷下での作業や振動を伴う作業、身体に不適合な机や椅子など作業環境の不良によっても腰痛症は誘発される。

⑤不適切な動作方法：しゃがみ込む動作時に下肢を曲げずに腰背部のみ曲げるなど、不適切な動作方法は腰部に負担がかかる（➡臨床では）。

⑥ストレスや心理的要因：腰痛症は時として、時間の制約や人間関係のストレス、高い責任感など、心理的な負担も受けることがある。それらのストレスが腰痛症を引き起こす一因となりうる。

●これらの要因が複合的に影響し、労働者の腰痛症を引き起こす可能性がある。腰痛症の既往歴がある人は再発のリスクが高く、腰痛症は日常生活や仕事のパフォーマンスに影響を与えるため、予防や適切な対策が重要である。

#### (2) 頸肩腕症候群

【頸肩腕症候群の誘発要因】

①長時間の同一姿勢での作業：立ちっぱなしの作業やデスクワークのような長時間の姿勢保持は、首や肩、腕の筋肉や関節に負担をかけ、頸肩腕症候群を引き起こす可能性がある。

②過度な負荷や物理的ストレス：重い物の持ち上げや運搬など、過負荷な動作が繰り返されることで、筋肉や関節に負担がかかり、症状が発生する可能性がある。

③不適切な作業環境：机や作業台の高さが適切でない、使用頻度の高い物品の保管場所が高所など、作業環境の問題も頸肩腕症候群の要因となる。適切な作業環境の整備が重要である。

④ストレスや心理的要因：人間関係のストレス、高い責任感など、心理的な負担も受けることがある。これらのストレスが筋の過緊張を誘発し、頸肩腕症候群を悪化させる可能性がある。

●これらの要因が複合的に影響し、頸肩腕症候群を引き起こす可能性がある。適切な予防策や対策を講じることで、症状の軽減や予防に努めることが重要となる。

## 3 職場での予防の実際

### 1. メンタルヘルス

●メンタルヘルスの具体的な対策として、図4に「3管理・1教育」に基づいてあげる。

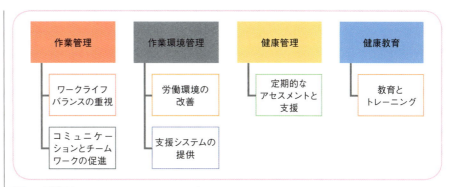

図4 職場内でのメンタルヘルスのケア

①ワークライフバランスの重視：従業員のワークライフバランスを支援し，仕事とプライベートの両方のニーズが満たされるような環境を整える．フレックスタイム制や休暇制度の活用，福利厚生の充実などが含まれる．

②コミュニケーションとチームワークの促進：オープンで健全なコミュニケーションを促進し，チームワークを促進することで，労働者がお互いに支え合い，ストレスの少ない環境を構築する．

③労働環境の改善：定期的なアンケートやフィードバックを通じて職場環境をモニタリングし，長時間労働や心理的負荷，ハラスメントの有無などを評価する．これに基づいてプログラムやポリシーを改善し，職場の安全性と健全性を向上させる．

④支援システムの提供：ストレスや心理的な負荷を感じたときに，相談や支援を受けられるシステムを構築することが重要である．心理カウンセリングや相談サービスの提供，または専門家との定期的な面談などが含まれる．

⑤定期的なアセスメントと支援：ストレスチェックリスト（国が推奨する57項目の質問表）などを用いて定期的な評価を行い，ストレス軽減のための運動療法やアクティビティの提案，カウンセリングへの誘導など適切な支援へつなげる．

⑥教育とトレーニング：医療スタッフに対して，ストレス管理や心理的負荷に対処するためのトレーニングを提供することが重要である．メンタルヘルスに関する教育を通じて，自身の心理的健康に対する理解を深める．

- 50人以上の事業所では年に1回ストレスチェックが義務付けられており，国が推奨する質問票「職業性ストレス簡易調査票」は57の項目から構成されている[14]．本チェックの結果によって企業は従業員に対して医師の面接指導を促す．

## 2. 筋骨格系障害の予防

- 腰痛症ならびに頸肩腕症候群の具体的な予防として図5に「3管理・1教育」に基づいてまとめる．

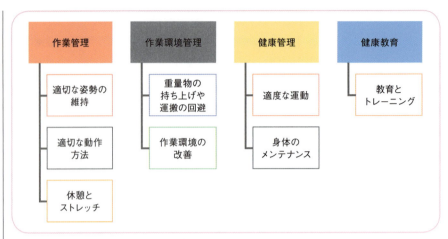

図5 職場での腰痛症・頸肩腕症候群予防

(1) 腰痛症の具体的な予防

①適切な姿勢の維持：長時間同じ姿勢を続けることによる腰痛症を防ぐために，正しい姿勢を保つことが重要である．特に長時間立ち仕事をする場合は，重心を腰の中心に保ち，脊柱をまっすぐに保つことが望ましい．

②適切な動作方法：重量物の運搬をする際は前傾姿勢を避け，腰を落とした状態で行う．また，重量物と自身の重心位置が離れないように極力，密着して実施する[15]（図6）．

③休憩とストレッチ：長時間の立ち仕事や作業の間に，定期的に休憩をとり，ストレッチを行うことで筋肉の緊張を緩和し，血液循環を促進できる（ストレッチの実施例は後述）．

④重量物の持ち上げや運搬の回避：重い物を持ち上げる作業は腰に負担をかける可能性があるため，リフトや台車などの機器を使用したり，チームで作業を分担したりすることで負担を減らすように指導する．

⑤作業環境の改善：机や椅子の高さを調整し，腰部に負担の少ない環境を設定する．また，腰部に負荷のかかる作業を行う際には，適切な腰部サポーターなどの装備を使用することで，腰部への負担を軽減することが期待できる．

⑥適度な運動：腰痛症を予防するためには，腹部筋や背筋を強化する運動療法が効果的である．特にコア（体幹）トレーニングは，姿勢を改善し，腰部をサポートするのに有用である．セラピストとして定量的評価を行い，アセスメントに基づいて運動指導を行うことが効果的な介入につながる．

⑦身体のメンテナンス：腰痛症を予防するためには，体重の管理や十分な睡眠，適度な運動，禁煙など，健康的な生活習慣を維持することが重要である．測定やアンケートを行い適宜介入する．

⑧教育とトレーニング：腰痛症の誘発因子や生じやすい動作，および正しい姿勢・介助方法に関する教育や実技指導などを行う．

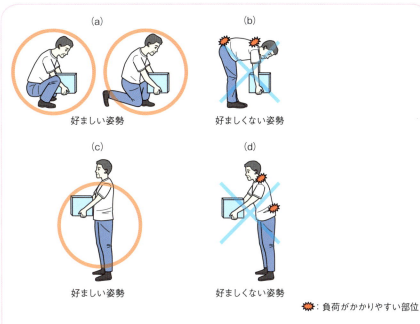

図6 適切な動作方法 （厚生労働省）[15]より一部改変

### (2) 頸肩腕症候群の具体的な予防

①**適切な姿勢の維持**：長時間立ち仕事をする場合は，正しい姿勢を維持することが重要である．背筋を伸ばし，肩を後ろに引いて，首や背中に負担がかからないようにする．

②**適切な動作方法**：重量物を持つ際には，重量物と労働者が離れていると上肢，特に肩関節の負荷が大きくなる．労働者と重量物の重心位置が離れないように極力，密着して把持する[15]（図6）．

③**休憩とストレッチ**：長時間の立ち仕事や作業の間に，定期的に休憩をとり，特に首，肩，腕，手首のストレッチを行うことで筋肉の緊張を緩和し，血液循環を促進できる．

④**重量物の持ち上げや運搬の回避**：重い物を持ち上げる作業は上肢全体に負担をかける可能性があるため，ノーリフト（→用語解説）やカート，リフターなどの機器を使用したり，チームで作業を分担したりすることで負担を減らすようにする．

⑤**作業環境の改善**：職場環境では移動や作業のしやすさを考慮し，適切な作業環

**用語解説**

ノーリフト・ノーリフティング：持ち上げない，抱え上げないこと．医療・介護において提唱および推奨されている．

境を整えることが重要である．たとえば，作業スペースの配置や高さの調整，必要な器具やツールの準備などがあげられる．

⑥**適度な運動**：頸肩腕症候群を予防するためには，頸部，肩甲帯，上肢のストレッチや筋力トレーニング，有酸素運動といった運動療法が効果的である．特に長時間の作業を行う際には，こまめにストレッチを実施することが望ましい．

⑦**身体のメンテナンス**：腰痛症と同様に，体重の管理や十分な睡眠，適度な運動，禁煙など，健康的な生活習慣を維持することが重要である．

⑧**教育とトレーニング**：頸肩腕症候群の誘発因子や負担のかかりやすい動作および正しい動作方法に関する教育や実技指導などを行う．

● 腰痛症・頸肩腕症候群の発症や慢性化はメンタルヘルスとも密接にかかわるため，精神的側面もあわせてアプローチする必要がある．長期的な症状には認知行動療法が有効であると報告されており，『腰痛診療ガイドライン』でも推奨されている (Grade A) [16]．

● セラピストとして個々の要因や環境要因を専門的な視点からアセスメントし，その結果に基づいてアプローチすることが効果的な予防につながる．各業務においてどのような動作が腰痛症・頸肩腕症候群のリスク因子となっているのかをアセスメントし，リスク低減のための予防策を講じる必要がある (➡ 臨床では，考えてみよう)．

● 医療・介護従事者において，臨床での対象者に対する介入時の誤った動作 (姿勢) と改善例を図7に示す [12, 17]．

● 移乗による対象者の抱え上げは，セラピストの腰部に著しく負担がかかることから，全介助の必要な対象者には，リフトなどを積極的に使用することとし，原則として人力による人の抱え上げは行わせないことが推奨されている [13]．

● 厚生労働省の「職場における腰痛予防対策指針の改訂及びその普及に関する検討会報告書」の参考資料として，職場で実施可能なストレッチ例があるので参考にしていただきたい [13]．

● あわせて，著者が考案した腰痛症や頸肩腕症候群の予防を目的とした，3分間で実施可能なストレッチ方法 (TULEX Stretch) を紹介する (図8)．活用していただければ幸いである [18]．

---

### 臨床では

腰痛症や頸肩腕症候群などを呈した場合，速やかに適切な医療を受けることが望ましい．また，職場内にも相談し，フォローし合い，決して無理をしない・させない環境づくりが大切である．

### 考えてみよう

臨床現場で腰痛症のスタッフがいる場合，リハビリテーションスタッフとしてどのようなフォローが必要となるだろうか．

6章 職場での予防

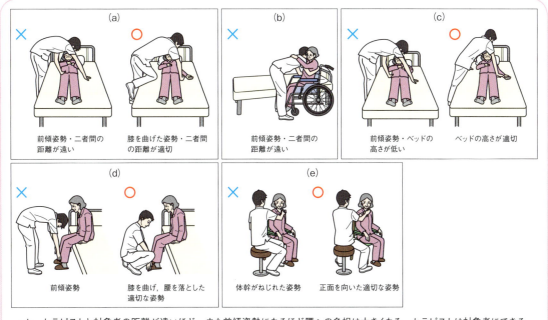

a,b. セラピストと対象者の距離が遠いほど、また前傾姿勢になるほど腰への負担は大きくなる。セラピストは対象者にできるだけ近づいて作業することが必要である。ベッド上での寝返り動作介助では、片膝や手をついて対象者にできるだけ近づくようにする。また、移乗動作介助では膝を曲げ腰を落として対象者の重心とセラピストの重心が近づくようにする。
c. ベッド上で介入する際には、前傾姿勢にならないよう、ベッドの高さをセラピストの腰の辺りまで上げて調整する。
d. 患者の靴を履かせる等の低いところでの作業は、前傾姿勢ではなく、膝を曲げて腰を落とし、できるだけ背筋が真っ直ぐになるようにする。
e. 食事介助等でみられる座位姿勢での体幹のねじれは、腰部に大きな負担となる。座面の高さを調節できる椅子を用い、正面を向いて作業できるよう体の向きを変えて作業する。

図7 介入時の適切な動作方法について

(a. c. d. e：厚生労働省)[12]
(b：公益財団法人テクノエイド協会)[17]

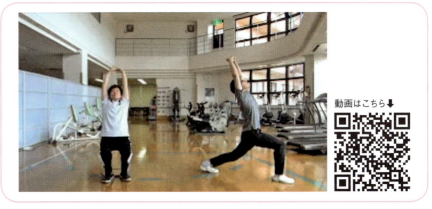

図8 TULEX Stretch

(岡部拓大，2021)[18]

## 文献

1) 厚生労働省：職場の安全サイト. https://anzeninfo.mhlw.go.jp
2) 厚生労働省：医療分野の「雇用の質」向上のための勤務環境改善マネジメントシステム導入の手引き（改訂版）. https://x.gd/Ge7eV
3) 厚生労働省：第14次労働災害防止計画. https://www.jaish.gr.jp/user/anzen/hor/boushi14.pdf
4) 佐伯 覚, 松嶋康之：産業医学とリハビリテーション医学. 日職災医誌, 66：335-340, 2018.
5) 大久保利晃：産業医学とリハビリテーション. J Reha Med, 49 (10)：667-669, 2012.
6) 厚生労働省：職場におけるメンタルヘルス対策の状況. https://www.mhlw.go.jp/content/11200000/001154314.pdf
7) 津野香奈美：職場のいじめ・パワーハラスメントの規定要因と健康影響・組織への影響に関する最新知見. ストレス科学 = The Japanese journal of stress sciences：日本ストレス学会誌, 31 (1)：37-50, 2016.
8) Gupta S, et al：Experiences of burnout and coping strategies utilized by occupational therapists. Can J Occup Ther, 79 (2)：86-95, 2012.
9) Wressle E, et al：High job demands and lack of time：a future challenge in occupational therapy. Scand J Occup Ther, 21 (6)：421-428, 2014.
10) 厚生労働省：職業病リスト（労働基準法施行規則別表第1の2）. https://www.mhlw.go.jp/stf/newpage_30055.html
11) 厚生労働省：腰痛予防対策. https://www.mhlw.go.jp/stf/newpage_31158.html
12) 厚生労働省中央労働災害防止協会：医療保健業の労働災害防止（看護従事者の腰痛予防対策）. https://www.mhlw.go.jp/file/06-Seisakujouhou-11200000-Roudoukijunkyoku/0000092615.pdf
13) 厚生労働省：職場における腰痛予防対策指針の改訂及びその普及に関する検討会報告書. https://www.mhlw.go.jp/stf/shingi/2r98520000034qql-att/2r98520000034qs0.pdf
14) 厚生労働省：ストレスチェック制度導入マニュアル. https://www.mhlw.go.jp/bunya/roudoukijun/anzeneisei12/pdf/150709-1.pdf
15) 厚生労働省：職場における腰痛予防対策指針及び解説. https://www.mhlw.go.jp/stf/houdou/2r98520000034et4-att/2r98520000034mtc_1.pdf
16) 日本整形外科学会・他：腰痛診療ガイドライン, 第2版, 南江堂, 2019.
17) 公益財団法人テクノエイド協会：腰を痛めない介護・看護を痛めない介護・看護. https://www.techno-aids.or.jp/research/vol15.pdf
18) 岡部拓大：TULEX Stretch. https://www.youtube.com/watch?v=sbq5k4in-eM

（岡部拓大）

# mini test

次の文章で，正しいものには○を，誤っているものには×を付けなさい．

**Q1** 第14次労働災害防止計画について，主に労働者個人が労働者の健康確保対策を行うことを目的としている．

**Q2** 安全で衛生的な労務環境を整備することと，将来にわたって質の高い労働力を確保することは切り離して考えるべき課題である．

**Q3** 職場での予防には日常的な業務の安全性の評価と，その結果を基にした対策の計画策定・実施・再評価・さらなる改善といったPDCAサイクルが有用である．

**Q4** 労働安全衛生法によって，リハビリテーション専門職は産業医および衛生管理者，労働衛生コンサルタントとともに産業衛生専門職として定められている．

**Q5** メンタルヘルスに不調を抱える労働者は全体の2割程度である．

**Q6** リハビリテーション専門職である理学療法士・作業療法士は，メンタルヘルスや筋骨格系障害，転倒予防，生活習慣病の予防に対して専門的なアセスメントやアプローチが可能である．

**Q7** セラピストが分類されている「保健衛生業」では，腰痛症による労働災害申請件数が最も多い．

**Q8** 慢性的な腰痛症や頸肩腕症候群に対して認知行動療法は有効である．

**Q9** 一次予防とは，すでに疾病を保有する者を対象に，症状が出現する前に早期発見し，早期治療する取り組みである．

**Q10** 労働衛生の3管理とは「作業管理」，「作業環境管理」，「生産管理」である．

---

**［解答］**

| | | |
|---|---|---|
| Q 1. | × | 国，事業者，労働者等の関係者が一体となって行う． |
| Q 2. | × | 安全で衛生的な労務環境を整備することは，「雇用の質」を向上させ，職場や組織全体のサービスの質向上や発展につながる． |
| Q 3. | ○ | |
| Q 4. | × | 日本ではリハビリテーション専門職は産業衛生専門職として定められていない． |
| Q 5. | × | 5～8割 |
| Q 6. | ○ | |
| Q 7. | ○ | |
| Q 8. | ○ | |
| Q 9. | × | 一次予防は健康な者を対象に発病そのものを予防する取り組み |
| Q 10. | × | 誤「生産管理」→正「健康管理」 |

## column

# ウィメンズヘルス

ウィメンズヘルスに関する予防を考える際には，まずは女性の解剖学および生理学的な特徴を知っておくことが求められる．たとえば，身体骨格の特徴やホルモンバランスがそれにあたる．加えて，女性のライフステージにおける生物学的な変化を念頭に置いておく必要がある．具体的には，思春期には月経が始まると同時に生殖の準備がなされていき，成熟期には妊娠・出産を経験することが多い．その後，中高年～老年期には閉経に伴い，女性ホルモンの減少に代表される変化が生じる．これらを理解しておくことで，女性特有の健康を阻害するリスクファクターを想定することができる．

これらの変化を前提とし，女性特有の症状として，思春期には月経前症候群を含む月経関連症状，成熟期には特に妊娠・出産に関連した症状の出現が想定される．特に妊娠期には妊娠性ホルモンによる影響や，腹部を中心とした体重増加，快適姿勢の変化など，妊娠の経過に伴い起こる特有の変化に関する知識をもっておくことで，予防的措置がとりやすくなる．たとえば，一般的にどの部位に体型や関節の変化が起こるかという知識に，理学療法士・作業療法士として，対象者の元来もつ素質と上記の変化がもたらすであろう負荷を判断する技術を掛け合わせることで，その対象者への快適姿勢の指示が可能となる．また，周産期女性に対する禁忌事項についても学んでおくことが不可欠である．妊娠期間中に予想される発生事象としては，腰痛や仙腸関節痛のような身体負荷に対する疼痛の発生から，循環器にかかわる浮腫や妊娠糖尿病など，多岐にわたるものがある．これ

に対し，先に述べた周産期特有の変化や禁忌事項をおさえておくことで，それに見合った対策を事前に立てることができる．

産後の症状としては，恥骨痛などの分娩時の身体負荷によるものや，肩こり，腱鞘炎などのホルモン変化や子育ての影響によるものがあげられる．これらについても，妊娠期とは原因こそ異なるものの，分娩や産後に起こりうる事象を把握しておくことで予防が可能となる．妊娠・出産の影響による症状として，骨盤臓器脱や尿失禁などの骨盤底機能障害も考えられる．しかしこれには，そもそもの女性の骨盤底の解剖学的脆弱性に加え，加齢に伴う女性ホルモンの低下による軟部組織の脆弱化も影響してくることを忘れてはいけない．これらより，特に高齢女性については排尿排便機能の症状に代表される骨盤底機能障害や，ホルモン変化の弊害としての骨粗鬆症のリスクを低減する対策が求められる．

ウィメンズヘルスに関する予防は症状により様々であるが，基本的には対象となる症状によって，一般的に行われている対策に準じたアプローチを行うことになる．ただし，たとえば月経関連症状のようにホルモンバランスなどがかかわってくる問題については，その症状に対する詳しい知識が必要となる．あくまでも全般として言えることとしては，まずは女性の元来の特徴をおさえ，ライフステージにおいてどの段階で何が起こり，何がリスクファクターとなり，それによって何が求められるかを認識，考察することが重要であるといえる．

(森野佐芳梨)

# 7章 感染症予防

### 到達目標

・感染症予防の目的や意義を把握し，リハビリテーション専門職としての役割を説明できる．
・感染症の種類や感染経路を理解し，標準予防策と感染経路別予防策を説明できる．
・手指衛生の手順やタイミングを理解し，対象者を診療する際に適切に実施できる．

## 1 感染症予防の概要

### 1. 感染症予防の目的と意義

- 感染症を予防する主な目的は，患者・利用者の安全確保・健康維持である（図1）．数多くの感染症があるが，感染症自体が患者・利用者の健康状態や生命を大きく脅かすことがある．
- 感染症に罹患すると他者と空間的隔離が必要となることがあり，生活活動範囲が著しく狭小化することでADL低下を引き起こすリスクが高まる．したがって，感染症から「患者・利用者を守る」ことが重要である（図1-a）．

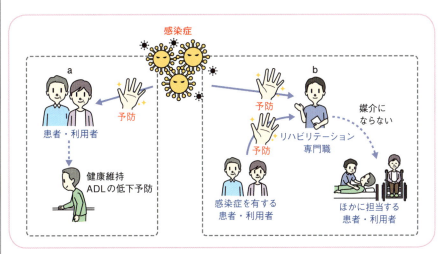

図1　感染症予防の概念図

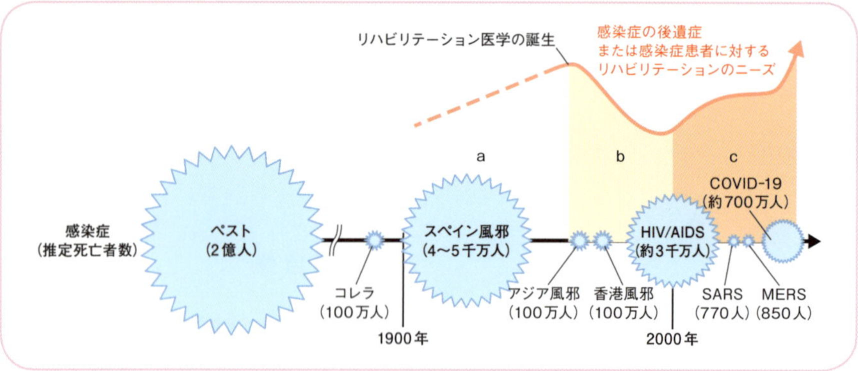

図2 感染症のパンデミックとリハビリテーションの関係

**用語解説**

媒介：両方の間に立って、なかだちをすることをいう。感染症を有する患者・利用者からリハビリテーション専門職を介して他の患者・利用者に感染症を移してしまうこと。

**臨床では**

感染症から自分自身を守ることが患者・利用者の安全を守ることにつながる。よって感染症予防について正しい知識と技術を身につけ、常に実践できるようになる必要がある。

**用語解説**

ハンセン病：「らい菌」に感染することで起こる感染症。手足などの末梢神経障害や皮膚病変が起こり、体の一部が変形するといった後遺症が生じることがある。
ポリオ：「ポリオウイルス」に感染することで起こる感染症。脊髄性小児麻痺とも呼ばれ、四肢の筋肉や呼吸筋に永続的な後遺症が生じることがある。

**考えてみよう**

リハビリテーションの目的が、感染症によって生じる後遺症や機能障害の改善から、感染症を有している患者・利用者の機能予防へパラダイムシフトしている。

- 感染症を予防することのもう一つの目的は、医療従事者の安全を確保することである（図1-b）。リハビリテーションの対象疾患が拡大しているなか、感染症を有する患者・利用者にサービスを提供する場面も増加している。

- リハビリテーション関連職種はその仕事の特性から感染症の媒介（→用語解説）になるリスクがある。したがって、様々な感染症から「自分自身を守る」ことが非常に重要となる（→臨床では）。

## 2. 感染症予防の歴史的変遷

- 歴史的な感染症のパンデミックとリハビリテーションの関係について図2に示す。19世紀初頭までは病原体の特定が困難であり、治療法が限られていたため、未知の感染症が生命に深刻な脅威をもたらしていた。

- 20世紀初頭、ペニシリンの発見と抗生物質の開発により感染症の治療技術が向上し、感染症による死亡率が急激に低下した。一方でハンセン病やポリオ（→用語解説）などの感染症から生じる後遺症や機能障害が問題となり、リハビリテーションの需要が増加した（図2-a）。

- 20世紀の中頃にはワクチンの開発技術が発展し、感染症の予防法が確立してきたため、感染症自体の発生が減少した。これに伴い感染症による後遺症や機能障害に対するリハビリテーションの需要も少しつつ減少してきた（図2-b）。

- わが国では、患者の高齢化や疾患別リハビリテーション制度の導入によって対象患者が多様化し、虚弱や低栄養により免疫力が低下した感染症を生じるリスクの高い患者・利用者へ介入する機会が増加してきた（図2-c）。

- さらに廃用予防の観点から、より早期からのリハビリテーション介入が重要視されるようになったため、病原微生物の排出期間内にある患者に対してもリハビリテーション専門職が介入する機会が増加してきた（→考えてみよう）。

- 2020年の新型コロナウイルス感染症（COVID-19）の世界的なパンデミックを契機に、感染症とリハビリテーションの関連性はより強いものとなった。

- COVID-19に罹患した患者は、呼吸器や運動器系など様々な臓器に影響を及ぼ

> 📝 **つながる知識**
>
> COVID-19による長期的な後遺症は「Long-COVID」とも呼ばれており、罹患後のリハビリテーション介入による効果が期待されている.

すことが報告されたため、早期からのリハビリテーションが重要視された[1]. また、長期的な後遺症や機能障害も報告されている[2]（→ つながる知識）.

### 3. リハビリテーション専門職の役割

- 感染症の予防に関して、リハビリテーション専門職の役割は患者・利用者に日常生活での注意点を指導することである. 特に適度な運動は免疫力を向上させるため[3]、極端に身体活動量が低い人には、感染予防の観点からも運動指導が重要である（→ 臨床では）.

> ➕ **臨床では**
>
> わが国の「健康づくりのための身体活動指針（アクティブガイド）」においては、1日60分（高齢者は1日合計40分）元気に体を動かすことが推奨されている.

- リハビリテーション専門職が対応する患者・利用者は多岐にわたる. そのため、感染症の予防を指導する際は、各対象群の特徴に応じた指導を行う必要がある[4]（表1）.
- リハビリテーション専門職は、他の医療従事者より1人の患者・利用者に接する時間が比較的長いという特徴がある. また、唾液や喀痰など体液に触れる可能性もある職種である.
- 理学療法士・作業療法士は複数名の患者・利用者を担当し、リハビリテーション室には多くの患者・利用者が来室するため、感染症を媒介するリスクが高いことを認識しなければならない[5]（→ 考えてみよう）.

> ⚠️ **考えてみよう**
>
> COVID-19の流行時のように、感染症を恐れて、通常の医療や福祉サービスが制限を受けることは避けなければならない. 感染症予防の知識と実践能力が卒前教育から重要視されるようになった.

## 2 感染症予防の考え方

### 1. 感染症が成立する要因

- 感染症は病原微生物（病原体）、感染経路、感受性宿主の3つの要因が揃うことで感染する. 病原微生物にはウイルスや細菌などがあり、宿主に定着し増殖することによって感染症を引き起こす.
- 病原微生物の感染経路は主に接触感染、飛沫感染、空気感染の3種類である（図3）. 各感染経路において予防策は異なるため、感染経路を理解する必要がある.

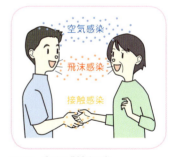

図3 主な感染経路

### 2. 感染症予防の基本

> 📋 **用語解説**
>
> 湿性生体物質：血液、汗を除く体液、分泌物、排泄物、健常ではない皮膚、および粘膜を指す.

- 感染症予防の基本は標準予防策である（表2）[6]. 標準予防策では、感染症の有無にかかわらず、すべての患者・利用者の湿性生体物質（→ 用語解説）には感染症があるものとして対応する.

表1　対象群の特徴と感染症予防

| 対象群 | 特徴 | 感染症予防を指導する際の留意点 |
|---|---|---|
| 小児 | ・免疫能が未熟である.<br>・多くの児が流行性ウイルス疾患についての免疫をもっていない.<br>・親子や子ども同士で接触する機会が多い.<br>・乳児や年少幼児は他者と濃厚接触する機会が多い.<br>・自身での感染予防対策が未熟, または未獲得であり自身を守れない. | ワクチン接種の促進と手洗い, おもちゃなどの消毒方法を同居家族に指導することが重要. |
| 高齢者 | ・加齢による免疫機能の低下.<br>・慢性疾患の存在により, 感染症に罹患すると重症化しやすい.<br>・複数の薬を服薬しており, 免疫反応や治療に影響を及ぼす.<br>・予防接種や手指衛生など感染予防に対する情報リテラシー不足. | ワクチン接種の推奨. 認知機能に応じた健康状態の自己管理が必要. マスクの着用や手洗いの指導を同居家族を交えて指導する. |
| 嚥下障害者 | ・食事中「むせ」により大量の飛沫やエアロゾルが発生するリスクがある.<br>・発熱, 咳嗽, 喀痰の増加, 下痢などの感染症を疑う症状が出現した場合, 誤嚥性肺炎とその他感染症との鑑別が複雑化する. | 食事時に他者と対面しないなどポジションに注意させる. また, 感染症を疑う症状が見られた場合, より接触・飛沫感染対策を徹底させる. |
| 言語・聴覚障害者 | ・言語での指導が理解できない場合がある.<br>・上肢・手指などに運動障害を有する場合も多い.<br>・マスクを着用すると表情が見えない, 音声が聞き取りづらいなどの理由で相互のコミュニケーションを阻害してしまう. | 伝える情報に明確さと一貫性を持たせ, より具体的に伝える. また, 言葉以外にもイラストやピクトグラムを活用し, 直感的に分かるものを用意する. |
| 片麻痺者 | ・麻痺側の筋緊張異常, 拘縮により洗浄が不十分な部位が増える.<br>・麻痺側への負荷がかかることで圧力が増して褥瘡リスクが高まる.<br>・装具の不適合などで皮膚トラブルを起こしやすい. | 麻痺側の洗浄は十分に実施する. また, 褥瘡リスク低減に向けた除圧と, 介助者による皮膚の観察が重要である. |
| 切断者 | ・断端の感染は, 腫脹を引き起こし義足を装着できなくなる.<br>・糖尿病による切断者は, 感染症のハイリスク群である. | 断端の皮膚を清潔に保ち, 保湿する. シリコーンライナーを毎日洗浄する. |
| 脊髄損傷者 | ・損傷高位によっては, 呼吸筋などに障害を有する.<br>・排尿障害のため尿路感染症を起こしやすい.<br>・感覚障害のため, 麻痺した部位の痛み・異常を自覚しづらい.<br>・車椅子操作や排尿操作で手が汚染されやすい. | 損傷高位, 残存機能に合わせた感染症予防策を指導する必要がある. 特に, 手指衛生の指導が重要である. |

表2　標準予防策の一覧

| 標準予防策 |
|---|
| ・手指衛生<br>・個人防護具の使用<br>・呼吸器衛生・咳エチケット<br>・患者ケアに使用した器材・器具・機器の取り扱い<br>・周辺環境整備およびリネンの取り扱い<br>・患者配置<br>・安全な注射手技<br>・腰椎穿刺時の感染予防策<br>・血液媒介病原体曝露防止 |

(一般社団法人日本環境感染学会)[6]

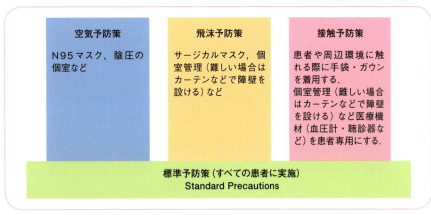

図4　感染経路別予防策の構造　　　　　　　　　　　　　（一般社団法人日本環境感染学会）[6]

- 感染経路別予防策は，標準予防策以上の予防が必要となる病原微生物に感染している（あるいは感染が疑われる）患者・利用者に対して，それぞれの感染経路別に標準予防策に加えて実施するものである（図4）[6]．
- 2024年時点で，一般的に感染経路別予防策が必要とされる感染症または病原微生物一覧を表3[4]に示す．感染経路別予防策が必要な感染症に感染した（あるいは感染が疑われる）患者・利用者が判明した場合，各病院や施設のルールに則り，適切な個人防護具の着用や使用物品の消毒，環境整理を行う．

## 3. 予防接種

- 予防接種は，宿主の抵抗力向上を図る最も確実で効果的な対策である．予防接種の最大のメリットは集団免疫（→用語解説）の獲得である．予防接種法に基づく予防接種の分類を表4に示す．
- 高齢者は免疫力の低下により感染症に罹患するリスクが高くなるため定期的に予防接種を促す指導も必要である．特にインフルエンザ，肺炎球菌性肺炎，COVID-19に罹患すると重症化しやすいため，これらのワクチンは接種することが望ましいとされている[7]．
- 医療従事者は，感染症に曝露するリスクが高い．したがってワクチンで予防可能な疾患については，可能な限り予防接種を受け，施設内で感染症の媒介者にならないように努める．
- 具体的にはB型肝炎，流行性ウイルス疾患（麻疹，風疹，ムンプス，水痘など），インフルエンザ，COVID-19などに対して，ワクチンによる感染防御が推奨される（→つながる知識）．

## 4. 院内感染対策

- 院内感染（→つながる知識）とは，医療機関内の病原体により，患者や面会人，医療従事者がかかる感染症のことである．

### 用語解説
**集団免疫**：人口の一定割合以上の人が免疫をもつと，感染患者が出ても，他の人に感染しにくくなることで，感染症が流行しなくなる状態のことをいう．

### つながる知識
近年では学生が臨床実習に参加する際に，病院の職員と同様に抗体検査結果とワクチン接種状況の報告を求められることがある．

### つながる知識
病院感染とも呼ばれ，世界的には在宅ケアでの感染を含めて，医療関連感染（Healthcare-Associated Infection：HAI）と呼ばれている．

## 表3　感染経路対策が必要とされる感染症および病原微生物

| | 名称 | 主な感染経路 | 環境清掃の方法 | 手指衛生の方法 | 潜伏期間 | 排出期間 |
|---|---|---|---|---|---|---|
| 薬剤耐性菌 | MRSA | 接触感染 | アルコール | アルコール | 常在していることもある | — |
| | MDRP | 接触感染 | アルコール | アルコール | 常在していることもある | — |
| | ESBL | 接触感染 | 次亜塩素酸ナトリウム　アルコール | 流水と石鹸　アルコール | 常在していることもある | — |
| 消化器感染症 | ノロウイルス | 経口感染，接触感染，飛沫感染，エアロゾル感染 | 次亜塩素酸ナトリウム | 流水と石鹸 | 10〜50時間 | 7〜10日 |
| | アデノウイルス | 経口感染，接触感染 | 次亜塩素酸ナトリウム | 流水と石鹸 | 5〜7日 | 5〜7日 |
| | CD〈細菌〉 | 経口感染，接触感染 | 次亜塩素酸ナトリウム | 流水と石鹸 | 5〜10日 | 保菌すれば長期 |
| | カンピロバクター〈細菌〉 | 経口感染 | アルコール | アルコール | 1〜10日 | 2〜10日 |
| | アメーバ赤痢〈寄生虫〉 | 経口感染 | アルコール | アルコール | 2日〜4週 | 数週〜数カ月 |
| 呼吸器感染症 | インフルエンザウイルス | 飛沫感染，接触感染 | アルコール | アルコール | 平均2日 | 発症前日から発症後3〜5日 |
| | 結核 | 空気感染 | 換気（紫外線） | 流水と石鹸　アルコール | 数カ月〜数十年 | 診断3カ月前から治療開始後2〜3カ月 |
| 血液感染症 | ヒト免疫不全ウイルス（HIV） | 接触感染 | アルコール | アルコール | 2〜4週 | 治療によるウイルス抑制まで |
| | B型肝炎ウイルス | 接触感染 | 次亜塩素酸ナトリウム | アルコール | 30〜180日 | セロコンバージョンまたは治療によるウイルス抑制まで |
| 疥癬 | ヒゼンダニ | 接触感染 | 通常清掃 | 流水と石鹸 | 4〜6週 | — |
| 流行性角結膜炎 | アデノウイルス | 接触感染 | 次亜塩素酸ナトリウム　アルコール | アルコール | 8〜14日 | 発症1日前〜発症9日目 |
| 流行性耳下腺炎 | ムンプスウイルス | 飛沫感染 | 次亜塩素酸ナトリウム　アルコール | アルコール | 2〜3週 | 耳下腺腫脹9日前〜発症9日目 |
| COVID-19 | 新型コロナウイルス（SARS-CoV-2） | 飛沫感染，接触感染，エアロゾル感染 | 次亜塩素酸ナトリウム　アルコール | 流水と石鹸　アルコール | 4〜5日（最大14日間） | 発症2日前から発症後5〜6日 |

MRSA：Methicillin-resistant *Staphylococcus aureus*（メチシリン耐性黄色ブドウ球菌），MDRP：Multi-drug resistant *Pseudomonas aeruginosa*（多剤耐性緑膿菌），ESBL：extended-spectrum *β*-lactamase（基質特異性拡張型βラクタマーゼ）．

（藤谷，2023）[4)] をもとに著者作成

7章 感染症予防

表4 予防接種法に基づく予防接種の分類

| 種類 | 感染症の分類 | ワクチン名 | 予防できる感染症 |
|---|---|---|---|
| 定期接種<br>法律に基づいて市区町村が主体となって実施する<br>費用は公費<br>(一部で自己負担あり) | 集団予防を目的とする感染症 (A類疾患) | Hib (ヒブ) ワクチン | Hib (ヒブ) 感染症 (細菌性髄膜炎, 咽頭蓋炎等) |
| | | 小児用肺炎球菌ワクチン | 小児の肺炎球菌感染症 (細菌性髄膜炎, 敗血症, 肺炎等) |
| | | B型肝炎ワクチン | B型肝炎 |
| | | ロタウイルスワクチン | 感染性胃腸炎 (ロタウイルス) |
| | | 4種混合ワクチン | ジフテリア, 百日せき, 破傷風, ポリオ |
| | | BCGワクチン | 結核 |
| | | MR (麻疹・風疹混合) ワクチン | 麻疹, 風疹 |
| | | 水痘 (みずぼうそう) ワクチン | 水痘 (みずぼうそう) |
| | | 日本脳炎ワクチン | 日本脳炎 |
| | | HPV (ヒトパピローマウイルス) ワクチン | HPV 感染症 (子宮頸がん) |
| | 個人予防を目的とする感染症 (B類疾患) | インフルエンザワクチン **(高齢症が対象)** | インフルエンザ |
| | | 成人用肺炎球菌ワクチン **(高齢症が対象)** | 成人の肺炎球菌性肺炎 |
| | | 新型コロナウイルスワクチン **(高齢症が対象)** | COVID-19 |
| 任意接種<br>希望者が各自で受ける<br>費用は自己負担 | | おたふくかぜワクチン | おたふくかぜ (ムンプス・流行性耳下腺炎) |
| | | 3種混合ワクチン | ジフテリア, 百日せき, 破傷風 |
| | | インフルエンザワクチン | インフルエンザ |
| | | A型肝炎ワクチン | A型肝炎 |
| | | 髄膜炎菌ワクチン | 髄膜炎菌感染症 |
| | | 新型コロナウイルスワクチン | COVID-19 |

(ワクチン.net:https://www.wakuchin.net/about/universal.html)

- 院内感染は, ヒトからヒトへ直接, または医療従事者, 医療機器, 環境などを媒介して発生する. 特に, 免疫力の低下した患者, 未熟児, 高齢者などの易感染患者は, 通常の病原微生物のみならず, 感染力の弱い微生物によっても院内感染を起こす可能性がある.

### ここが重要

院内全体で活用できる総合的な「院内感染対策マニュアル」は，最新の科学的根拠や院内体制の実態に基づき，適時見直しを行う必要がある.

- 院内感染対策は，「院内感染対策マニュアル」（➡ここが重要）やガイドラインの整備，感染経路の把握，ガウンテクニックなどの感染予防策のモニタリング，医療処置に伴う院内の二次感染予防などがあげられる.
- 抗菌薬をむやみに投与すると，抗菌薬に耐性を有する耐性菌の増加を助長する危険性がある. そのため，抗菌薬の予防投与は慎重に適正を検討する必要がある.

## 3 標準予防策の実際

### 1. 手指衛生

- 手は，リハビリテーションを行ううえで最も使用する身体部位である（➡考えてみよう）. 手指衛生は標準予防策のなかでも極めて重要であると認識されており，リハビリテーション専門職として身につけなければならない技術の一つである.
- 手指衛生は適切な「方法」と適切な「タイミング」で実施することが重要である.

#### (1) 手指衛生の方法

- 手指衛生の方法には，擦式アルコール手指消毒薬による「手指消毒」と，石鹸と流水による「手洗い」の2つがある.
- 体液への曝露など目に見える汚れがある場合，またはアルコール耐性がある病原微生物の汚染の可能性がある場合は，石鹸と流水による「手洗い」を行う（図5）[8].
- 目に見える汚れがない場合，アルコール耐性の病原微生物の汚染の可能性がない場合は，擦式アルコール手指消毒薬により「手指消毒」を行う（図6）[8].
- 基本的には手指衛生の簡便さ，殺菌効果，手荒れ予防の観点から擦式アルコール手指消毒薬による「手指消毒」が推奨されている. 擦式アルコール手指消毒薬は量依存的に除菌率が向上することから，2mL以上手にとることが推奨されている[9].

#### (2) 手指衛生のタイミング

- 医療現場では手指衛生が必要な5つの場面があり，①患者に触れる前，②清潔・無菌操作の前，③体液などの曝露リスク後，④患者に触れたあと，⑤患者周囲に触れたあととされている（図7）[8].
- リハビリテーション場面では，①患者に触れる前，④患者に触れたあとには必ず手指衛生を実施する.
- 外科術後のドレーンや尿バッグの移動など，リハビリテーション場面において③体液への曝露リスク後にあたる行為も少なくない. ドレーンやバッグの移動操作後などには必ず手指衛生を行う.
- 病棟でリハビリテーションを実施した際に，患者のベッドやサイドテーブルに

### 考えてみよう

長い爪やアクセサリー（指輪など）は病原微生物が残りやすいため，爪は短く切り，アクセサリーは外すようにする.

### 国試に出る

標準予防策は国試に出題される. しっかり理解しておこう.

7章 感染症予防

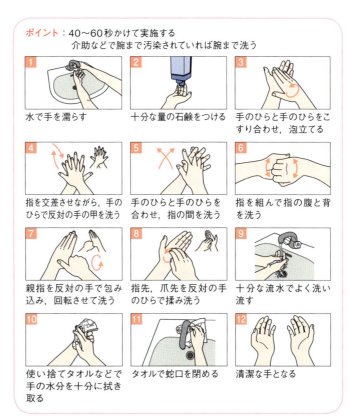

図5 石鹸と流水による手洗いの方法

(WHO, 2009)[8] をもとに著者作成

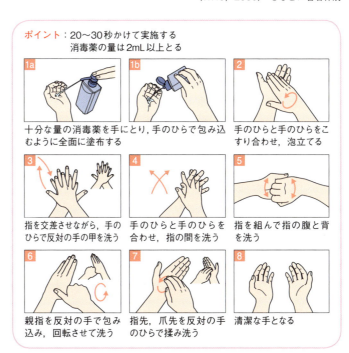

図6 擦式アルコール手指消毒薬による手指消毒の方法

(WHO, 2009)[8] をもとに著者作成

99

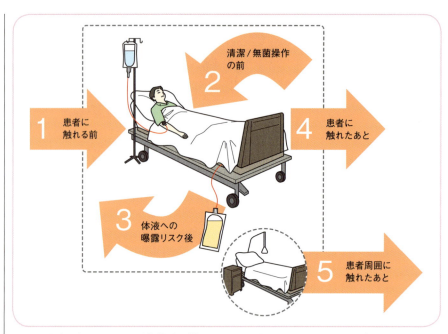

図7 医療現場における手指衛生が必要な5つの場面　　(WHO, 2009)[8]をもとに著者作成

触れたり，患者が使用した物品を片付けたりした際は，⑤患者周囲に触れたあとに該当するため手指衛生が必要である（→臨床では）．

## 2. 個人防護具

- 個人防護具（Personal Protective Equipment：PPE）は，病原微生物の曝露を予防する有効な手段の一つである．PPEは病原微生物の感染経路別，あるいはケア・処置・リハビリテーションの治療別に選択し，清潔に着脱する（図8）．
- 標準予防策に準じる場合，湿性生体物質が飛散する可能性がある場合にはゴーグル・フェイスシールド，マスクの着用，湿性生体物質，粘膜，損傷皮膚に触れる可能性がある場合には手袋，エプロン・ガウンを使用するなど，処置行為に対して適切なPPEを着用する（→臨床では）．

### (1) ゴーグル・フェイスシールド

- 眼は粘膜が露出しており，病原微生物や薬液に曝露すると感染や汚染をきたす可能性がある（→ここが重要）．
- ゴーグルやフェイスシールドは，主に眼や顔面の保護を目的とした防護具である．唾液や喀痰といった湿性生体物質などの飛沫を浴びる可能性がある場合に着用する．個人用の眼鏡やコンタクトレンズは防護具にはならず，側面からの汚染に対応できるようなゴーグルやフェイスシールドを着用することが望ましい．
- ゴーグルを外す際には，表面に触れないように注意し，外したあとに直ちに手

**臨床では**
電子カルテ用のパソコンや携帯タブレット機器などを操作した後も，患者周囲に触れたあとに準じて手指衛生をすることが望ましい．

**臨床では**
PPEの選択基準，PPEの使用方法，着脱方法，着脱場所などは各病院，各施設によって異なる．よって，リハビリテーション実施前に各自のルールを確認しておく必要がある．

**ここが重要**
眼の曝露リスクは非常に高い一方，防護具の着用率が低く，眼の保護の意識は低いとされている．

100

7章 感染症予防

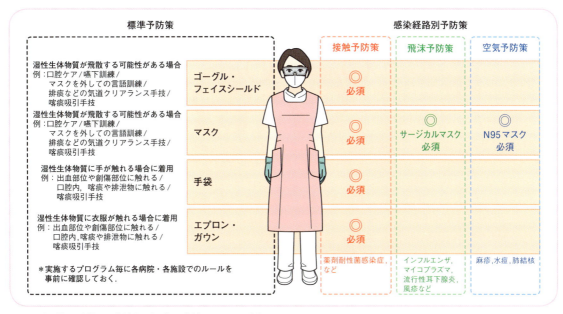

図8 標準予防策と感染経路別予防策とPPEの例

指衛生を行う．また，再利用可能なタイプのゴーグルを外したあとにはゴーグルの清掃を行う．

(2) **マスク**

- マスクは，口と鼻を保護する．主にサージカルマスクとN95マスクに分けられ，サージカルマスクは飛沫感染予防，N95マスクは空気感染予防で着用する．
- N95マスクは，空気感染する病原微生物（結核など）に感染している患者に介入する際に着用する．N95マスクは様々な形状があり，事前に十分なトレーニングと着用時にはフィットテスト（→用語解説）を行う．
- 顔の大きさに合ったマスクの着用，鼻をマスクから出さないなど正しい着用を心掛け，マスクの着脱時には表面に触れないように注意し，外したあとには手指衛生を行う．

**用語解説**

フィットテスト：マスクと顔の隙間から空気がどの程度漏れるかをチェックするテスト．

(3) **手袋**

- 手袋は湿性生体物質，粘膜，または創傷皮膚に接触する可能性がある場合に着用する．手袋は自分の手のサイズに合ったものを選択し，患者や処置・ケアごとに交換する．
- 未使用の手袋であっても目に見えない穴（ピンホール）が空いている可能性があるため，手袋を外したあとは直ちに手指衛生を行う．

(4) **エプロン・ガウン**

- エプロンやガウンは患者の湿性生体物質との接触が予測される場合に，自分の皮膚やユニフォームの汚染を防ぐために着用する．また，医療従事者の衣類に付着している病原微生物や埃が患者や機材に曝露することも防ぐ．

101

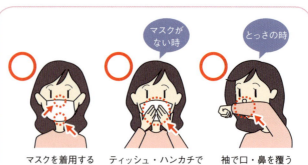

図9 呼吸器衛生・咳エチケット

- エプロンやガウンはケアごとに使い捨てる．また治療やケアが終了した際，病室を退室する前に取り外し，医療用廃棄容器へ廃棄する．廃棄後は直ちに手指衛生を行う．

(5) 呼吸器衛生・咳エチケット

- 呼吸器衛生・咳エチケットは，飛沫や接触による微生物の伝播を患者自身が防止するための方策である（図9）．飛沫の飛散を防止し，汚染されたティッシュや手指を介した拡散も防止することを目的としている．
- 医療従事者が呼吸器症状のある患者に対して働きかけ，協力を得て実施していく必要がある．
- さらに，患者，面会者のみならず，医療従事者，その他の職員，および訪問業者など医療機関内に立ち入るすべての人が呼吸器症状を有する場合に遵守するべきものである．

## 3. 周辺環境整備

- リハビリテーションを行う環境整備と，患者や利用者が使用する機器類の感染対策を徹底することで，感染のリスクを軽減することが可能である．
- 患者や医療従事者が頻繁に触れる場所を高頻度接触面（→つながる知識）と呼ぶ．高頻度接触面の頻繁な洗浄と消毒は細菌検出率を大幅に減少させる．
- リハビリテーションで使用する物品は，無傷の皮膚とは接触するが粘膜とは接触しないという観点から，清掃方法は一般的な低水準〜中水準消毒液（→用語解説）を使用して30〜60秒かけて消毒することが望ましい[10]．
- 消毒液の噴霧は，空気や環境表面の除染方法としては不十分のため消毒液を湿らせたシートなどでの清拭が推奨されている．

---

**つながる知識**

高頻度接触面には，治療用ベッド，杖，平行棒，セラバンド・重錘，作業課題物品，装具や共用車椅子，電子カルテ用のパソコンや携帯タブレット機器などが含まれる．

**用語解説**

**低水準消毒薬**：殺滅できる微生物の種類の範囲が狭い消毒薬．クロルヘキシジンや塩化ベンザルコニウム，塩化ベンゼトニウム，両性界面活性剤が含まれる．

**中水準消毒薬**：殺滅できる微生物の種類の範囲が中程度の消毒薬．次亜塩素酸ナトリウム，ポビドンヨード，アルコールが含まれる．

**ゾーニング**：汚染区域と，汚染されていない区域を区分けすること．対象患者群をまとめて配置することで患者の動きや物品の動きを制限でき，感染拡大の防止につながる．

- 医療機関の床の汚染が病原微生物の供給源になることがあるため，使用物品などを床に直に置くことは絶対に避ける.

## 4. 患者配置

- リハビリテーション室は，外来患者と入院患者が混在する空間であり，また複数の病棟から患者が来室する．そのため様々な感染症の保有者が存在しうるオープンスペースに近い空間である．
- リハビリテーション室の出入り口からの動線や，空間的ゾーニング・時間的ゾーニング（→用語解説）は各施設の構造や患者・利用者の特徴に合わせて各施設で検討する[4]ことが必要である（図10）．
- 接触感染予防策を講じる必要がある患者の治療をリハビリテーション室で実施する際は，患者が少ない時間帯での介入や場所のゾーニングを行い，実施後は適切な消毒薬にて清掃を行う．
- リハビリテーション室など人が集まる場所では，定期的な換気を行いながら，他の患者・利用者と1m以上の間隔を保つことが望ましい．患者・利用者の間隔を担保できない場合は，カーテンやパーテーションなどにより障壁を設ける工夫も必要である．
- 感染症の拡大期においては3つの密（閉鎖空間，密集場所，密接場面）を避ける以外にも，入院と外来患者の接触，別病棟の患者の接触，1つの病棟にかかわるセラピストが他病棟の患者との接触を防ぐなどの配慮が必要である．
- 感染症の拡大期，または感染が懸念される患者・利用者のリハビリテーションを実施する際，リハビリテーション専門職の感染予防のために患者・利用者との位置関係（立ち位置など）に注意する（図11）[4]．

（松嶋真哉）

> **用語解説**
> 
> **空間的ゾーニング**：空間的に患者を区分して配置すること．（例：入院患者と外来患者は同じ場所を使用しない）
> 
> **時間的ゾーニング**：時間的に患者を区分して配置すること．（例：A病棟の患者とB病棟の患者は同じ時間に使用しない）

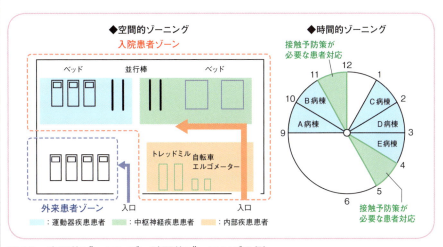

図10 空間的ゾーニング，時間的ゾーニングの例

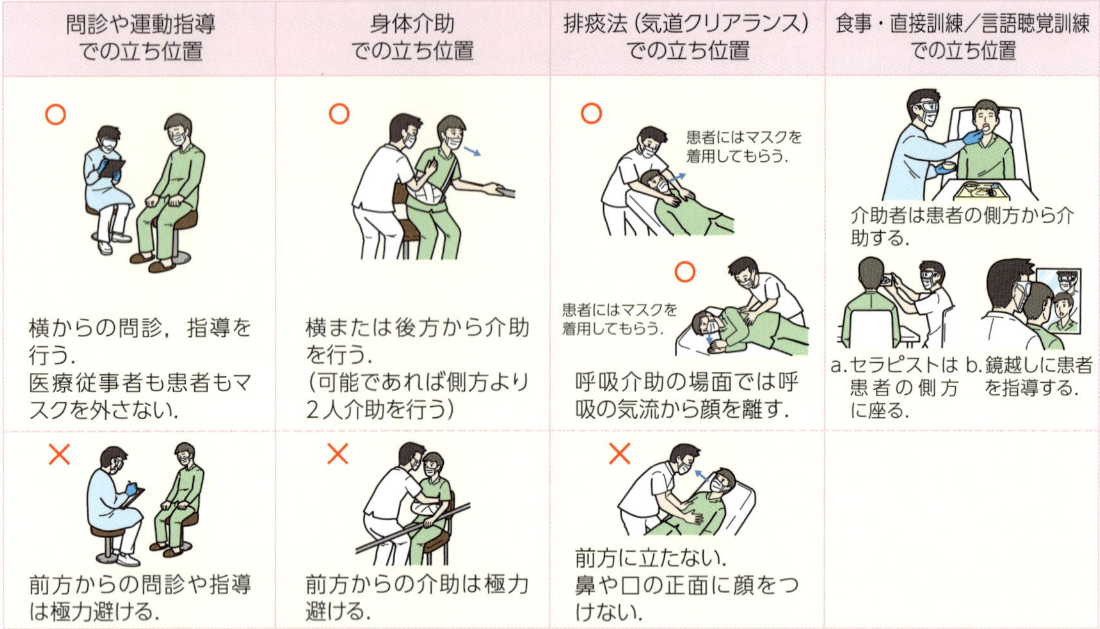

| 問診や運動指導での立ち位置 | 身体介助での立ち位置 | 排痰法（気道クリアランス）での立ち位置 | 食事・直接訓練／言語聴覚訓練での立ち位置 |
|---|---|---|---|
| ○<br>横からの問診，指導を行う．<br>医療従事者も患者もマスクを外さない． | ○<br>横または後方から介助を行う．<br>（可能であれば側方より2人介助を行う） | ○ 患者にはマスクを着用してもらう．<br>○ 患者にはマスクを着用してもらう．<br>呼吸介助の場面では呼吸の気流から顔を離す． | 介助者は患者の側方から介助する．<br>a. セラピストは患者の側方に座る．　b. 鏡越しに患者を指導する． |
| ✕<br>前方からの問診や指導は極力避ける． | ✕<br>前方からの介助は極力避ける． | ✕<br>前方に立たない．<br>鼻や口の正面に顔をつけない． | |

**図11　感染拡大期における患者・利用者との立ち位置**　　　　　（藤谷，2023）[4] をもとに著者作成

## 文献

1) Wittmer VL, Paro FM, et al：Early mobilization and physical exercise in patients with COVID-19：A narrative literature review. Complement Ther Clin Pract, 43：101364, 2021.
2) Astin R, Banerjee A, et al：Long COVID：mechanisms, risk factors and recovery. Exp Physiol, 108 (1)：12-27, 2023.
3) Wang J, Liu S, et al：Exercise regulates the immune system. Adv Exp Med Boil, 1228：395-408, 2020.
4) 藤谷順子, 高橋忠志編：リハビリテーション感染対策ハンドブック, 三輪書店, 2023, pp2-155.
5) 加賀谷斉：呼吸リハビリテーションにおけるリスクマネージメント. Med Reha, 189：87-90, 2015.
6) 一般社団法人日本環境感染学会：日本環境感染学会教育ツールVer.3（感染対策の基本項目改訂版）. http://www.kankyokansen.org/modules/education/index.php?content_id=5
7) 佐野文昭, 鈴木麻衣・他：高齢者の感染症診療の注意点. 診断と治療, 111 (13)：246-250, 2023.
8) World Health Organization：WHO guidelines on hand hygiene in health care. 2009. https://iris.who.int/bitstream/handle/10665/44102/9789241597906_eng.pdf?sequence=1
9) 辻明良編：院内感染対策講習会Q & A, 一般社団法人日本感染症学会, 2006, p16.
10) Center for Disease Control and Prevention：Guideline for Disinfection and Sterilization in Healthcare Facilities. https://www.cdc.gov/infectioncontrol/pdf/guidelines/disinfection-guidelines-H.pdf

## mini test

次の文章で，正しいものには〇を，誤っているものには×を付けなさい．

**Q1** 感染症を予防する目的は，患者や利用者の安全確保と健康を維持することだけである．

**Q2** 感染予防の観点から，高齢者に強度の高い運動指導を行う．

**Q3** MRSA保有者のリハビリテーションを実施する際は，標準予防策で行う．

**Q4** 結核患者のリハビリテーションを実施する際は，空気予防策で行う．

**Q5** 予防接種法に基づくと，B型肝炎ワクチン，日本脳炎ワクチン，インフルエンザワクチンは定期接種に該当する．

**Q6** 院内感染対策として，患者に抗菌薬の予防投与を行う．

**Q7** 手に目に見える汚染があったため，擦式アルコール手指消毒薬により「手指消毒」を行う．

**Q8** 呼吸器感染症の恐れがある患者に対して，咳エチケットを指導する．

**Q9** 標準予防策に準じる際，次のうち正しいものはどれか．
   a. 食事介助を行う際，マスクと手袋のみで対応した．
   b. ベッドに患者の汗が付着していたため，手袋を装着して，拭き取った．
   c. 喀痰吸引手技の際，眼鏡を装着していればゴーグルは必要ない．
   d. 排泄物を処理する際に，手袋，エプロンを着用した．
   e. ガウンを使用したが，目に見えた汚染がないため，次の患者でも使用した．

**Q10** 手指衛生の方法やタイミングで適切なものを2つ選びなさい．
   a. 擦式アルコール手指消毒薬は1.5 mL以上手にとる．
   b. 手袋をして介入を行っていたので，手袋を脱いだ際は手指衛生の必要はない．
   c. 患者の尿バッグを移動したあとに手指衛生を行った．
   d. 電子カルテを使用する前に手指衛生を行った．
   e. 患者のベッド柵に触れたあとに手指衛生を行った．

### [解答]

| | | |
|---|---|---|
| Q 1. | × | 医療従事者の安全を確保することも含まれる． |
| Q 2. | × | 強度の高い運動は，逆に免疫力を落としてしまう． |
| Q 3. | × | 感染経路は接触感染であるため，接触予防策を行う．標準予防策のみでは不十分である． |
| Q 4. | 〇 | |
| Q 5. | 〇 | |
| Q 6. | × | 抗菌薬に耐性を有する耐性菌の増加を助長する危険性がある． |
| Q 7. | × | 目に見える汚染がある場合は石鹸と流水による「手洗い」が必要である． |
| Q 8. | 〇 | |

Q 9. d
食事介助時は，ゴーグル，マスクも必要である．汗は，感染しうる湿性生体物質に含まれない．眼鏡は眼を保護するには不十分．エプロン・ガウンは1患者1つの使い捨てである．

Q10. c, e
擦式アルコール手指消毒薬は2 mL以上手にとる．手袋を外したあとは必ず手指衛生を行う．基本的には患者環境や周辺機器に触れる前には必ずしも手指衛生を必要としないが，触れたあとにはしっかりと手指衛生を行う．

### 事例紹介―臨床での予防への取り組み①

# 自治体における予防の取り組み―兵庫県芦屋市と神戸市

　介護予防ニーズの向上に伴い，地域リハビリテーション活動支援事業や保健事業と介護予防の一体的な事業（以下，一体的事業）などにより，リハビリテーション専門職が地域の介護予防に参画する機会が増えている．ここでは，兵庫県芦屋市と神戸市での取り組みを紹介する[1]．

### ■一体的事業での評価と介入

　一体的事業は，従来別々に実施されていた保健事業（後期高齢者の健診など）と介護予防（介護予防・日常生活支援総合事業など）の事業を一体的に実施することで，疾病予防や重症化予防と生活機能の維持向上を効率的に推進することを目指すものである．リハビリテーション専門職は，保健師，管理栄養士，歯科衛生士等の医療専門職と同様に通いの場などに関与し，各々の自治体の課題の改善に向けて取り組む．事業内ではリハビリテーション専門職は評価や介入（講話含む）にかかわることが多い（図1）．評価の場面では，後期高齢者の質問票によるアセスメントや身体機能などの評価を実施し，住民にフィードバックを行う（図2）．また住民の健康行動促進に向けて，運動や生活習慣の指導を行う．

### ■互助の取り組みへの支援

　リハビリテーション専門職による通いの場への積極的な関与が進む一方，通いの場を主導するようなかかわりは，住民の主体性を奪うことにつながりかねない．通いの場は互助の取り組みであり，そこでは専門職はあくまで裏方としてかかわることが望ましい．

　著者らは住民の互助力を高める取り組みの一環として，保健センターや地域包括支援センターと連携し，介護予防サポーターを養成している（図3）．この養成講座では，住民が健康づくりに関する知識を学び，それをもとに地域の通いの場で主体的に運動などを継続的に実践できる基盤を作ることを目的としている．リハビリテーション専門職は地域および地域住民と多面的にかかわることで，介護予防のより一層の推進に貢献できるものと思われる．

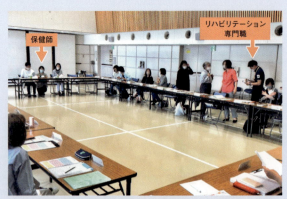

**図1　保健事業と介護予防の一体的実施における通いの場への関与**
保健師がバイタルを測定し，リハビリテーション専門職が身体機能の評価を行う様子．

事例紹介　臨床での予防への取り組み①

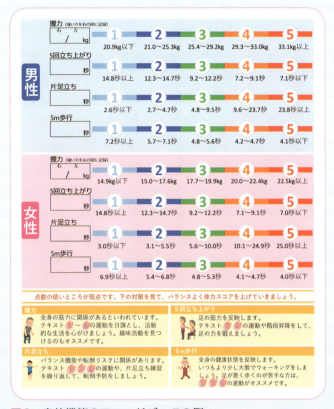

**図2　身体機能のフィードバックの例**
男女別に5段階で評価し，住民にフィードバックを行うことで，自身の健康状態の把握を支援する．3点がフレイルの境界域，2点以下はフレイルに該当する可能性が高いことを示す．
（芦屋市保健事業と介護予防の一体的実施の資料より）

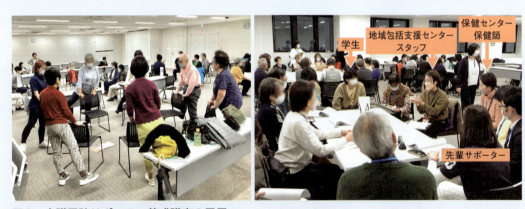

**図3　介護予防サポーター養成講座の風景**
左：住民同士がグループで運動を学習する様子
右：地域包括支援センターの職員の司会進行のもと，地域課題と今後の活動に関して住民が議論する様子

**文献**　1）永井宏達：療法士に求められるこれからの介護予防と地域づくり．日老療法学誌，2：1-6, 2023.

（永井宏達）

107

事例紹介―臨床での予防への取り組み②

# 自治体における予防の取り組み―鹿児島県垂水市

　垂水市は鹿児島県の大隅半島の北西部にあり，錦江湾を横断する垂水フェリー（片道約45分）が主要な交通手段となっている．人口は約1.4万人であり，高齢化率も42％と急速に人口減少と少子高齢化が進んでいる．垂水研究は，市民の健康長寿延伸を目指し2017年より予備的調査として開始し，2018年から本格的に始動した[1]．これらの取り組みは「たるみず元気プロジェクト」として市民向けに周知している．鹿児島大学と垂水市，基幹病院である垂水中央病院が協力し，鹿児島大学の心臓血管内科，口腔外科，薬剤部，理学療法学，作業療法学，看護学，心理学，鹿児島県栄養士会といった多職種の協働で実施されていることが特徴である（図1）．

■健康チェック

　健康チェックについては，医師による問診や一般的な健康状態による質問調査のほか，心電図，動脈硬化，血液検査，身体組成，身体機能（筋力，歩行），認知機能，口腔機能，活動調査など1,000項目を超えるデータを取得している（図1）．心身機能，生活機能を幅広く評価しているため，多職種との定期的な会合と共有は不可欠である．特に垂水市保健課が主軸になり日程調整，広報，会場設営などに尽力をいただいていることが強みである．市報のNexMo（ネクモ）やHPのみならず，LINEなども活用し，リアルタイムの状況を知ることが可能である．

　対象は40歳以上とし，高齢者が7割以上を占めている．年間開催数は，10〜15回であり，参加者数はコロナ禍以前は年間1,000人を超えていたが，2021年以降若干減少している．そのため2022年からは参加特典の抽選会を実施するなど参加促進をはかっている（図2）．2020年はコロナ禍により開催をやむなく見送ったが，市報による各専門職からの健康支援や研究成果に関する情報発信を行い，市民への還元を行っている．

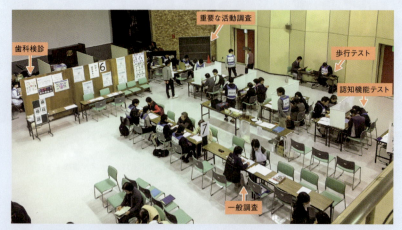

図1　健康チェックの様子

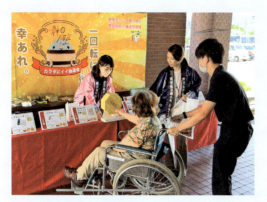

図2　参加特典の抽選会

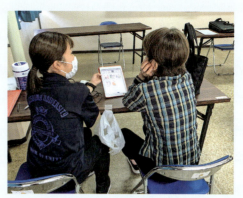

図3　タブレットを活用した活動の調査

P：対象：抑うつ症状のない高齢者（231名）
E：曝露：重要な活動の満足度が低下
C：比較対照：重要な活動の満足度が維持・改善
O：アウトカム：2年後の抑うつ症状の発生

抑うつ発生なし（n=198）　21%　79%
抑うつ発生（n=33）　36%　64%

■ 低下　■ 維持・向上

|  | Model 1 ||| Model 2 |||
| --- | --- | --- | --- | --- | --- | --- |
|  | OR | 95% CI | p value | OR | 95% CI | p value |
| 満足度の変化<br>（維持・向上=0, 低下=1） | 2.58 | 1.10-6.04 | 0.029 | 2.78 | 1.17-6.59 | 0.020 |

従属変数：フォローアップ調査（2年後）における抑うつ症状の発生（発生なし=0, 発生あり=1）
Model 1：年齢，性別，ベースラインのGDS得点で調整，Model 2：Model 1＋認知機能，身体機能，IADL能力で調整

図4　重要な活動の満足度の影響　　　　　　　　　　　　　　　　　　　　　（Maruta M, et al, 2021）[3]
重要な活動の満足度を維持・向上することは2年後の抑うつ症状の発生を低減する可能性が示された．

■重要な活動調査

　作業療法部門では，2018年より本人の「重要な活動」（Meaningful Activity：MA）を聴取するため作業選択意思決定支援ソフト（Aid for Decision-Making in Occupation Choice：ADOC）を用いている．ADOCは視覚優位性効果があり，口頭だけでは伝わりにくい「重要な活動」をイメージしやすい．通常のADOCの使用方法は，作業療法士の視点で対象者にとって必要な活動を選択し，本人が重要と考える活動と照合して協働的に目標設定を行う．しかし，垂水研究ではコホート調査であるため本人のみの重要な活動と満足度，遂行度を調べている（図3）．

　重要な活動は，全体的に趣味，対人交流，家庭生活が多く，女性は家庭生活が，男性は趣味と仕事が多く選択された．特に家庭生活でも炊事が，趣味では園芸が最も多かった．年代別において80歳代は60歳代に比べて社会活動の割合が高く，60歳代は仕事が高かった．80歳代の社会活動は墓参りが顕著に高く，地域特性を示すものであった[2]．

　抑うつ症状と重要な活動との関連については，選択された重要な活動に対する満足度は有意に抑うつ症状の有無に関連し，縦断研究により，重要な活動の満足度の高さは，抑うつ発症の低減に寄与する可能性が示された（図4）[3]．同様に軽度認知障害を有す高齢者においてアパシーの有症と重要な活動の満足度は

有意に関連したことから，重要な活動の満足度は，高齢者の精神的健康に重要な要因の一つである可能性を示した[4]．さらに，フレイルの各領域 (身体，認知，社会) における重要な活動の特徴については，フレイルの各領域に応じて影響を受ける (重要な活動として選択していない領域のフレイルを有しやすい) 可能性が示唆された．他方，鹿児島県 (特に地方都市) に特徴的である墓参りは，重要な活動として多いだけでなく，墓参りの活動頻度とアパシーとの関連があり，高頻度に墓参りを行う高齢者は，交絡因子を考慮してもアパシーの有症が低い結果であった[5]．垂水市の高齢者の9割は定期的な墓参りを実施しており，先祖を敬う習慣が根付いているが，精神的健康に寄与する可能性があるという本知見は後継者不足に悩む墓問題への一助となるかもしれない．

## ■フィードバックと教育

　健康チェック参加者に対しては，各検査結果の返却だけでなく，結果の見方や垂水市民の特徴的な傾向などを伝達するために定期的な報告会を実施している．同時に健康相談会を実施し，各専門職が個別の参加者の検査データなどに基づいた相談対応をしている．継続的な検査データの変化を確認し，健康や予防意識の強化と習慣化に役立てている．重要な活動では，満足度・遂行度を高めることが精神的健康に寄与するなどを伝えている．さらに希望者には，「重症化高血圧 ZERO 教室」(心臓血管内科) や「サルコサイズ (サルコペニア改善・予防の運動) 教室」(理学療法) も実施されている．また，各部門には多くの大学院生，学部学生を動員しており，核家族が主流な現代において，健康チェックを通して地域高齢者/生活者の実態を知るなど，対話技術の学習や教育の機会として大変役立っている．

文献
1) 垂水市：たるみず元気プロジェクト．https://www.city.tarumizu.lg.jp/kenko/kurashi/genkipro/project.html (2024.03.1 閲覧)
2) 下木原俊・他：地域在住高齢者が生活の中で重要としている作業の性別および年代別特徴—大規模コホートデータのベースライン調査—．作業療法ジャーナル, 56 (5)：459-465, 2022.
3) Maruta M, et al：Changes in Satisfaction with Meaningful Activities and Onset of Depressive Symptoms among Community-Dwelling Japanese Older Adults：A Population-Based Study Before and During the COVID-19 Pandemic. J Am Med Dir Assoc, 24 (5)：702-709, 2023.
4) Maruta M, et al：Association between apathy and satisfaction with meaningful activities in older adults with mild cognitive impairment：A population-based cross-sectional study. Int J Geriatr Psychiatry, 36：1065-1074, 2021.
5) Hidaka Y, et al：Relationship between grave visitation and apathy among community-dwelling older adults. Psychogeriatrics, 23 (3)：401-410, 2023.

（田平隆行，牧迫飛雄馬，窪薗琢郎，大石　充）

## column

# 骨折リエゾンサービス

　骨折リエゾンサービス (Fracture Liaison Service：FLS) は，様々な職種と連携して，脆弱性骨折患者に対する骨粗鬆症治療開始率や治療継続率の向上と，転倒予防を実践し二次骨折を防ぐ取り組みを指す．Liaisonとはフランス語で「連絡係」「連絡窓口」「つなぎ」を意味し，多くの職種が転倒予防にかかわることによて，より深い専門性を発揮することができる．FLSでは，医師，看護師，薬剤師，診療放射線技師，管理栄養士，理学療法士，作業療法士，ソーシャルワーカー，介護福祉士などがチームに参画して各施設の状況に合わせた協働および連携教育が実践されている．

　「日本版二次骨折予防のための骨折リエゾンサービス (FLS) クリニカルスタンダード」[1]では，FLSのスキームが紹介されており，脆弱性骨折患者に対する骨粗鬆症治療の開始率と継続率を向上させるために，①対象者患者の特定 (対象患者は50歳以上のすべて種類の脆弱性骨折患者とし，大腿骨頸部骨折患者，臨床椎体骨折の患者を最優先とする)，②二次骨折リスクの評価 (単純X線やDXAなどの画像診断，転倒リスク評価，認知機能評価，サルコペニア評価，ロコモティブシンドローム評価など)，③投薬を含む治療の開始 (骨折予防に対してエビデンスをもつ薬物療法と転倒予防が基本的介入)，④患者のフォローアップ (薬物療法，転倒発生の有無，日常活動などについて，退院後3〜4カ月および1年後のフォローを推奨)，⑤患者と医療従事者への教育と情報提供 (患者家族に対する指導や医療従事者間のネットワーク構築など) の5つの要素が重要であるとされている．

　FLSの導入による効果は様々なものがある．過去の報告ではFLSの導入により約3倍の症例に骨折予防を行うことができるとされる[2]．骨粗鬆症の治療継続率はFLSの導入によって1年後も70％以上と高い割合で継続できているとの報告がある[3]．また，費用対効果にも優れており，1,000例あたり15〜62例の骨折予防が可能とされ[2,4,5]，特に骨折治療費の削減に優れている．全世界でFLSの導入効果が立証されており，国内でも今後ますます進んでいくものと思われる．

### 文献

1) 日本骨粗鬆学会，日本脆弱性骨折ネットワーク：日本版二次骨折予防のための骨折リエゾンサービス (FLS) クリニカルスタンダード第3版. http://www.josteo.com/ja/news/doc/200518_3.pdf.
2) McLellan AR, Wolowacz SE, et al：Fracture liaison services for the evaluation and management of patients with osteoporotic fracture：a cost-effectiveness evaluation based on data collected over 8 years of service provision. Osteoporos Int, 22 (7)：2083-2098, 2011.
3) Gonzalez-Quevedo D, Bautista-Enrique D, et al：Fracture liaison service and mortality in elderly hip fracture patients：a prospective cohort study. Osteoporos Int, 31 (1)：77-84, 2020.
4) Solomon DH, Patrick AR, et al：The potential economic benefits of improved postfracture care：a cost-effectiveness analysis of a fracture liaison service in the US health-care system. J Bone Miner Res, 29 (7)：1667-1674, 2014.
5) Major G, Ling R, Searles A, et al：The Costs of Confronting Osteoporosis：Cost Study of an Australian Fracture Liaison Service. JBMR Plus, 3 (1)：56-63, 2019.

（筧　智裕）

## 事例紹介―臨床での予防への取り組み③

# 企業とのかかわり―従業員の健康を守る予防アプローチ

　産業保健理学療法とは「理学療法士が，産業医学を基礎に，リハビリテーションの専門的知識をいかして，働く人々の身体機能の維持・改善に努め，健康で安全に働くことができる快適な職場環境の形成と労働生産性の向上を促進する活動である」と定義されている（日本産業理学療法研究会，2024）．

　また，作業療法士が産業保健分野にかかわるケースも増えており，予防の分野のなかで注目すべき取り組みの一つになっている．今回は著者が過去にインタビュー調査を行ったなかで，従業員の健康を守る予防アプローチの好事例を紹介する．

### ■ケース1　物流センターにおける腰痛・転倒予防

　〈経緯〉　Ａ物流センターから「従業員の腰痛と転倒を減らしてほしい」という要望があり，全従業員向けの健康診断と体力測定を合同で実施するようになる．

　〈実施者〉　医療法人に勤める理学療法士（病院勤務）

　〈介入目標〉　年1回の体力測定の結果をもとに，疼痛などにより仕事に支障が出ている従業員や，運動機能の低下により労働災害につがなるリスクがある従業員を抽出する．これらに，該当する従業員に対して継続的な支援を行い，労働災害の予防を目指す．

　〈介入方法〉　体力測定の項目は筋力（握力），柔軟性（長座位体前屈），瞬発力（垂直とび），筋持久力（上体おこし），敏捷性（全身対応時間），平衡性（閉眼片脚立位）の6項目で，加えて腰痛などの身体症状の有無によって，個別に評価項目を追加している（図1）．

　体力測定により運動能力が低いと評価した従業員へ聞き取り調査を行う．聞き取りの結果，痛みなどで仕事に支障が出ている従業員を労働災害のリスクが高い人と判定する．この労働災害のリスクが高いと判定された従業員に対して，3カ月に一度，「運動機能が落ちていないか，痛みが強くなっていないか，仕事に支障が出ていないか」について，理学療法士による個別の面談と体力測定を行う．

　その結果をもとに，労働災害のリスクが低下していれば，そこで支援終了となる．一方，腰痛の悪化などにより，業務内容の見直しなどが必要と判断される場合は，理学療法士から産業医に対して意見書を提出して，対応をお願いしている．

　たとえば，腰痛が悪化している従業員への面談の結果，業務内容の梱包作業の評価を実施し，1回の梱包作業としては，それほど腰に負担がかかっているように見えないが，一日の総作業回数としては約500回/日との情報を得る．理学療法士としては，「1回の作業の負担は小さくても，それを500回繰り返せば，腰への負担が蓄積されている可能性が高いのでは」と考え，一時的に通常の梱包作業よりも軽負荷作業への変更について産業医に提案する．

### ■ケース2　製造業における労働災害防止に向けた身体機能の強化

　〈経緯〉　製造業のＢ企業では，腰痛に代表されるような筋骨格系疾患が原因による休業件数率，休業日数率が同業他社よりも多く，中高年労働者の転倒災害の件数が増加していた．作業環境管理や作業管理の対策だけでは減らない現状を改善すべく，従業員向けの身体機能の強化に対する取り組みが始まる．

　〈介入目標〉　安全に長く元気で働くために，身体機能の低下が原因となる労働災害などの発生の予防や，傷病からの早期復帰の取り組み体制を構築し，同業他社並みの休業件数率，休業日数率を達成できる

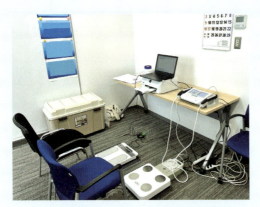

図1 全従業員向けの体力測定会の一場面

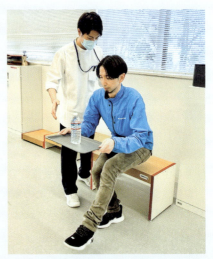

図2 現場に必要な身体機能を測定するために独自に設定した体力測定項目の一例

ことを目指している．

〈実施者〉 製造業（企業内）の健康管理室に所属する理学療法士

〈介入方法〉 ポピュレーションアプローチとしては，いわゆる一次予防から二次予防を実施している．社内独自の「体力テスト（図2）」や，身体機能の維持・向上を図る「予防体操」を全従業員に実施している．体力テストは1年に1回健康診断時に実施している．予防体操は，腰痛予防を目的とした内容で構成し，作業前の朝礼時と，午後の交代勤務時の1日に2回取り組んでもらっている．

ハイリスクアプローチとしては，身体機能が低下した従業員に対して個別指導の機会を設定している．たとえば腰痛によって休業になった従業員に対して，その腰痛を根本解決するためにどのような作業が適しているのかを評価し，元の職場に戻った時に二度と腰痛が起きないようにしている．

また，企業内リハビリテーションとして，傷病や労働災害で被災した従業員がすぐに現場に復帰できるように，産業医の指示のもとで個別にリハビリテーションを実施している．その際は，製造業の現場の部署ごとに担当の保健師が配属しているため，産業医ともコミュニケーションをとりながら，運動指導は理学療法士がメインで取り組み，健康面は保健師が指導するなど，多職種連携・協働を実践している．

最近では，若年労働者の生活習慣病対策として30歳未満の従業員に運動指導や，新入従業員に対して，2カ月間の研修期間のうちに「現場に行ける体力」を身につけられるような運動プログラムの指導・実践も行っている．

（木村圭佑）

事例紹介―臨床での予防への取り組み④

# 生活環境に対する予防アプローチ

## 1. 介護老人福祉施設における居住環境に対する予防アプローチ

　介護保険などが適用される住宅改修や福祉用具貸与は，施設に入所する対象者の自立を支援するために重要な環境整備の一つであるが，本事例では良質な生活リズムを構築するための光・音・香りを活用した快適な生活環境づくりを目指す企業とのかかわりについて述べる．

　厚生労働省が「健康づくりのための睡眠ガイド2023」に示すとおり，快適な生活環境づくりは世代に応じた日々の身体活動向上や良質な睡眠習慣など心身の健康を保持するために重要視されている．それに加えて，介護老人福祉施設の入所者における心身機能，社会生活機能の維持・改善のための三次予防に係る研究プロジェクトが近年行われている[1]．

　本プロジェクトの構成員は医師，作業療法士，エンジニア，建築専門家，施設管理者であり，各専門分野（医学，リハビリテーション，プログラミング，建築，介護・高齢者福祉）の観点から居住環境に対する予防アプローチを進めている．

　この予防アプローチのポイントは，有機EL（organic electro-luminescence）の光照明を用いた体内時計調整を促す光の環境づくり，20kHz以上高周波の自然音（鳥のささやき，森林のそよ風）を用いた心地良い音の環境づくり，日中の覚醒および就寝前の入眠を促すアロマオイルを用いた香りの環境づくりである（図1）．

　ベースライン期（1週間），介入期（4週間），フォローアップ期（1週間）を通して，腕時計型ウェアラブルデバイスによる身体活動パターンを継続的に計測したところ，介入期による身体活動の断続的なパターン（身体活動のON・OFFが頻繁となる条件，いわゆる日中の臥床生活や夜間の中途覚醒が高頻度に観察される場合に検出される身体活動の特徴）はベースライン期と比べて有意に軽減されていた．

　ウェアラブル技術の普及によって，日常の身体活動や休息の状態，心拍数，酸素飽和度（$SpO_2$）などのバイタルデータが継続的にモニタリングできるようになった．

　本プロジェクトは予備的な知見にとどまっており，居住環境に対する予防アプローチにはいくつかの課

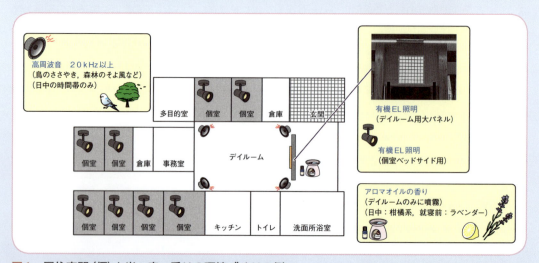

図1　居住空間（仮）と光・音・香りの環境づくりの例

題点があげられている．その課題の一部として，①個室または共用空間内のすべてに対して長期的な外界刺激（光や音等）の調整が困難であること，②対象者の状態像に応じた睡眠・覚醒相に応じた環境調整が行われていないこと，③居室内の外界刺激に着目した環境調整に関する研究知見が少ないことがあげられている[2]．

　以上を考慮しながら，介護老人福祉施設に入所する対象者が健康的な生活リズムを構築するための快適な居住環境づくりは継続的に検証されている．

（久米　裕）

### 2. 福祉用具の導入によって自宅内の転倒防止と生活機能の向上につながった事例

　A氏は脊椎症性脊髄症を診断されている80代女性である．要介護度認定は要介護度1であり，週2回の通所介護事業所による通所リハビリテーションを週2回利用していた．自宅内ではT字杖を使用して移動していたが，図2に示すように自宅内で繰り返し転倒しており，A氏と同居家族は転倒に対する不安を抱いていた．

　A氏は自宅内の転倒回数が多かった一方で，通所リハビリテーション利用の際には四輪歩行車[3]を用いて歩行が自立していた．この四輪歩行車の使用状況をふまえて，A氏，作業療法士，介護支援専門員（ケアマネジャー）の間で協議し，自宅内で使用するために介護保険の給付対象である四輪歩行車（図2）を貸与する[3]ことを提案した．

　貸与する四輪歩行車の種類に関して相談があったため，通所リハビリテーション内で使用していた同じ型の四輪歩行車をA氏に提案することによってA氏本人や同居家族の不安感を軽減するように配慮した．

　その後，作業療法士がA氏の自宅を訪問し，自宅内で四輪歩行車を用いた歩行練習を行った．また，A氏と同居家族とともに四輪歩行車の操作方法を確認し，特に歩行時の方向転換時に転倒が多かった寝室やトイレのスペース（図2に示す★印の箇所）における四輪歩行車の操作方法（四輪歩行車にブレーキをかけて着座するまで必ず手を添えるなど）を実際に使用して確認した．その他，廊下における歩行の方向転換や寝室への出入りなどの安全性を確認し，四輪歩行車が貸与された．

　四輪歩行車を導入したあと，A氏は安定した歩行とともに，自宅内の転倒が減少した．A氏は四輪歩行車を導入する前には，自宅内の転倒に関して同居家族に迷惑をかけたくないという思いから，自宅内の活動性が低下していた．しかし，歩行車の導入後は台所（図2）に立って皿洗いなどの家事動作を行うように

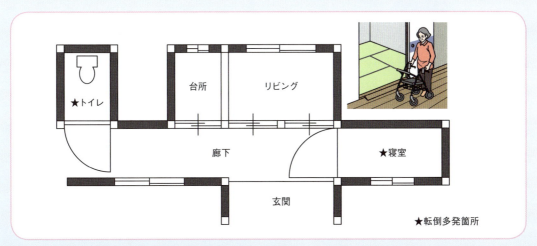

図2　自宅内の転倒多発箇所と福祉用具（歩行車）の導入

なり，しだいに歩行による転倒の不安が軽減していった．その後，Ａ氏は屋外用四輪歩行車を購入し，自宅周辺の散歩や近所の友人宅への訪問を楽しむなど自宅内外における身体活動および社会活動が増加した．

　同居家族は，Ａ氏の生活状況を安心して見守り，かつ転倒に対する不安による歩行介助が不要となったため，家族による心身的負担感も軽減された．

　したがって，福祉用具の導入は，日常生活活動の自立を支援するだけでなく，対象者本人の身体・社会活動を含む生活機能の向上や主介護者の心身的介護負担の軽減に有効なアプローチである．

（小玉鮎人）

**文献**

1) Kume Y, Tanaka M, Saito K：Pilot experimental study；Effect of environmental stimulation consisting of sound with high-frequency components, aromas, and light exposure from organic light-emitting diodes (OLEDs) toward rest-activity rhythm in institutionalized patients with dementia. Ann Alzheimers Dement Care, 6(1)：19-25, 2022.

2) Canazei M, Papousek I, Weiss EM：Light Intervention Effects on Circadian Activity Rhythm Parameters and Nighttime Sleep in Dementia Assessed by Wrist Actigraphy：A Systematic Review and Meta-Analysis. Gerontologist, 62(10)：e614-e628, 2022.

3) 厚生労働省：介護保険における福祉用具の選定の判断基準 改訂案，愛1回介護保険福祉用具・住宅改修評価検討会（2024年3月13日）資料5，https://www.mhlw.go.jp/content/12300000/001228073.pdf

## column

# パラスポーツにおける予防

医学的リハビリテーションの専門家であり，アスリートの支援に携わる理学療法士・作業療法士にとって，パラスポーツにおける予防はその専門性を発揮できる可能性を秘めた分野である．

パラスポーツは広く障害者スポーツを指し，生まれつき（先天的）あるいは何らかの疾患や事故によって（後天的）障害を負った人が行うスポーツである．医療レベルのリハビリテーションの一環としてのスポーツ，地域・在宅での健康の維持や社会参加のための生涯スポーツ，そして競技性の高い競技スポーツがある．パラスポーツを楽しむ人は増加しており，なかには世界の第一線で活躍する日本選手もいる．

理学療法士・作業療法士がパラスポーツにかかわるうえでのポイントは，①障害の理解，②各競技におけるクラス分け，③現場での緊急行動計画（Emergency Action Plan：EAP）[1]，④二次障害の理解，⑤競技毎に生じやすい障害の理解である（表）．

パラスポーツのサポートでは，アスリートが抱える障害に対する医学的管理と，ケア・コンディショニングの両面が必要である．特に様々な障害や競技特性に応じた創意工夫によるパラアスリートの支援はセラピストの強みがいかされる．筆者は視覚障害のあるアスリートに対して肩関節周囲炎の理学療法を実施した経験がある．その際は，骨の模型や人の肩に触れてもらうなどの工夫により肩関節への負荷の少ない運動の獲得に努めた．

"失われたものを数えるな．残されたものを最大限に生かせ"は，パラスポーツの父であるルートヴィヒ・グットマン博士の言葉とされている．これはリハビリテーションの概念に通ずる言葉である．今後パラスポーツにおける予防分野で理学療法士・作業療法士が活躍する機会は増えていくだろう．

### 表　パラスポーツにかかわる際のポイント

**1 障害の理解**

パラスポーツにおける障害は主に身体障害（肢体不自由，視覚障害，聴覚言語障害，内部障害），知的発達障害，精神障害である．

**2 各競技におけるクラス分け**

パラスポーツでは障害の種類や程度の確認，また障害の種類や程度による競技成績の影響を統制するために，障害によって競技クラスを分けている．

**3 EAP**

パラスポーツ現場の医学管理ではEAPに則った対応が必要である．EAPには選手の障害特性，各競技での医療規定，暑熱対策，緊急時導線，外傷・障害に対応する医療器材準備，感染症対策などが含まれる．

**4 二次障害の理解**

二次障害とは障害者が日常生活やスポーツを通じて生じる障害を指す．パラスポーツにおける予防を考える上で二次障害予防への対策は欠かせない（例：脊髄損傷者の自律神経障害や褥瘡，四肢欠損者の二次性側弯）．

**5 競技毎に生じやすい障害の理解**

例えば車いす使用アスリートにおける投てきやテニスなど，体幹の回旋動作が必要な競技では，座位による体幹回旋動作が制限される．そのため，いわゆる健常アスリートと比べて上肢関節への負荷が集中し，肩関節の腱板断裂や肘関節の靱帯損傷が生じやすい．

### 文献
1）山田睦雄：パラアスリートの現場における外傷・障害とその他の疾患のマネジメントと予防―パラ陸上競技を中心に．医学のあゆみ，281（8）：824-829，2022．

（大路駿介）

# 索引

### •• 和文索引 ••

**あ**

アウトカム指標　66
アパシー　74
アミノ酸　43
悪液質　36

**い**

インスリン抵抗性　27
インフルエンザ　95
医療関連感染　95
医療費適正化計画　8
医療費抑制　8
異化　44
意欲の欠如　74
一次予防　1
一般介護予防事業　67, 68
一般的一次対策　2
院内感染対策　95
院内感染対策マニュアル　98

**う**

ウィメンズヘルス　90
ウェルビーイング　49
うつ病　75
うつ予防・支援プログラム　69
運動　17, 20
運動器検診　47
運動器疾患　47
運動機能向上プログラム　68
運動実施と休止　71

**え**

エイジフレンドリー　53
エイジフレンドリーガイドライン　53
エネルギー消費量　35
エネルギー摂取量　35
エプロン　102
エポック長　23
栄養スクリーニング　40
栄養スクリーニングツール　40
栄養による予防　35

栄養改善プログラム　69
栄養障害　36, 37
栄養診断　40
栄養素　35
炎症性サイトカイン　45

**か**

カットポイント　23
ガイドライン　17
ガウン　102
下腿周囲長　40, 42
加速度計法　21
過栄養　36
介護サービス　12
介護給付　12, 15
介護保険　9
介護保険サービス　9
介護保険の財源　9
介護保険の利用　10
介護保険制度　9
介護予防　63
介護予防サービス　12, 63
介護予防・生活支援サービス事業　64, 67
介護予防・日常生活支援総合事業（総合事業）　15
介護予防普及啓発事業　68
通いの場　16, 64, 70
疥癬　96
階段　57
活動量計　21, 22
換気　103
感受性宿主　93
感情の平板化　74
感染経路　93
感染経路別予防策　95
感染症予防　91
環境による予防　49
環境の阻害因子　51
環境の促進因子　51
環境因子　49
簡易栄養状態評価法　40

**き**

基礎代謝量　44
基本チェックリスト　67, 68

機器装着法　19
居宅介護サービス　12
虚血性心疾患　4
業務上疾病　80
近所の人　52
筋タンパク合成　44
筋骨格系障害　80, 83

**く**

空間的ゾーニング　103
空気感染　93

**け**

ケアマネジャー　12, 15, 50
軽度認知障害　61
頸肩腕症候群　77, 82, 85
血液感染症　96
血清アルブミン値　40
健康　1
健康アウトカム　19
健康づくりのための身体活動・運動ガイド2023　26, 28
健康の保持　9
健康教室　7
健康寿命　6
健康増進活動　1
健康日本21　5, 15
検診　7
玄関　57

**こ**

ゴーグル　100
コミュニケーションスキル　16
ご当地体操　70
呼吸器衛生　102
呼吸器感染症　96
個人防護具　100
口腔機能向上プログラム　69
交流習慣　57
高血圧　28
高年齢労働者の安全と健康確保のためのガイドライン　53
高頻度接触面　103
高齢期うつ病　75
高齢者の低栄養　44
高齢者骨折患者　9

国際生活機能分類（ICF） 7
国際標準化身体活動質問表 21
骨格筋量 39
骨折リエゾンサービス 111
骨粗鬆症 9
骨粗鬆症検診 47

### さ

サージカルマスク 101
サービス事業対象者 64
作業療法士 6
座位行動 18, 29
三次予防 2
産業保健分野 7

### し

市町村 12
施設サービス 12
脂質異常症 28
自己申告形式 21
時間的ゾーニング 103
湿性生体物質 93
自治体関係者 16
質問紙 20
社会環境の整備 53
社会参加 57, 70
社会的フレイル 52
社会的なつながり 57
社会的望ましさバイアス 21
手指衛生 98
手指消毒 98
主観的もの忘れ 61
主観的認知機能低下 61
周産期 90
出産 90
周辺環境整備 102
集団免疫 95
住環境整備 51
住宅改修 49, 56
住宅整備 57
住民 16, 70
除脂肪量 39
消化器系感染症 96
女性ホルモン 90
上腕周囲長 42
職業性疾病 80
職業性ストレス簡易調査票 83
職場での予防 77
職場環境 53
心理社会的介入 75
申告法 19

身体活動 17, 28
身体活動強度 19
身体計測 40
侵襲 36
新型コロナウィルス感染症 92

### す

スティグマ 75
ストレス 79, 83
ストレッチ 86
スポーツ外傷 32
スポーツ現場での予防 32
スポーツ障害 32, 34
スマート・ライフ・プロジェクト 1
スロープ 54, 56

### せ

世界標準化身体活動質問票 21
生活の質（QOL） 3
生活活動 18, 20
生活行為 61
生活習慣病 6
脆弱性骨折 9
生体電気インピーダンス法 39
政令市 12
精神神経症状 74
咳エチケット 102
接触感染 93

### そ

ゾーニング 103
早期治療 2
早期発見 2
総合事業 15, 67

### た

たんぱく質の摂取不足 43
他機関連携 16
多職種連携 16
体液 93, 98
体重 38
第1号被保険者 9
第2号被保険者 9
第2次健康日本21 5
立ち位置 104
短期集中型の運動介入 70

### ち

地域ケア会議 16
地域介護予防活動支援事業 68

地域包括ケアシステム 12, 13
地域包括支援センター 12
地域密着型介護サービス 12
地域密着型介護予防サービス 12
中核市 12
中水準消毒薬 103

### つ

つえ 56
通所型のサービス 12, 67

### て

手すり 54
手洗い 98
手袋 101
低栄養 36, 44
低栄養の診断基準 40
低水準消毒薬 103
転倒予防 111
転倒予防プログラム 57

### と

トイレ 57
ドレーン 98
都道府県 12
同化 44
特異的一次対策 2
特定高齢者事業 64
特定疾患 9
特定保健指導 8
閉じこもり予防・支援プログラム 69
独居生活者 57

### に

二次性骨折予防 9
二次予防 2
二重標識水法 19
日常生活活動（ADL） 3
入院関連能力障害 62
尿バッグ 98
妊娠 90
認知機能低下 61
認知機能低下予防プログラム 69

### の

ノーリフト 85
ノーリフティング 85

### は

パートナーシップ 16

バーンアウト　80
ハイリスクアプローチ　3
ハンセン病　92
バイアス　21
バウト　21
ハラスメント　79
パラスポーツ　117
パンデミック　92
肺炎球菌性肺炎　95
媒介　92
曝露　98, 100

## ひ

非必須アミノ酸　44
肥満度分類　39
飛沫感染　93
必須アミノ酸　44
標準予防策　93
病院感染　95
病原体　93
病原微生物　93, 96

## ふ

ファシリテーター　70
フィットテスト　101
フェイスシールド　100
フレイル　64
プライマリヘルスケア　1
福祉住環境コーディネーター　50
福祉用具　50, 56
福祉用具専門相談員　50
福祉用具貸与　56
複合プログラム　69

## へ

ヘルスプロモーション　2
変形性膝関節症　28
偏見　75

## ほ

保健師　16
保険料負担　10
ポピュレーションアプローチ　3
ポリオ　92
訪問型のサービス　12, 67

## ま

マスク　101
マルチコンポーネント身体活動　25, 26

## む

無関心　74
無気力　74

## め

メンタルヘルス　79, 82

## も

燃え尽き症候群　80

## や

野球肘検診　34
薬剤耐性菌　96
薬物治療　3

## ゆ

有酸素性身体活動　25
有病率　2

## よ

腰痛症　81, 84
予防医学　1
予防給付　12, 15
予防接種　95
要介護　11, 63
要介護認定　10
要支援　11, 63
浴室　57

## り

リーダー　70
リハビリテーション・栄養・口腔管理の三位一体　46
理学療法士　6
罹患率　2
流行性ウィルス疾患　95
流行性角結膜炎　96
流行性耳下腺炎　96

## れ

レジスタンストレーニング　25
連携　16

## ろ

ロイシン　43
ロコモ　47
ロコモティブシンドローム　47
ロコモ度テスト　47
労働環境　54, 77
労働災害防止対策　7

労働者の健康　77
労働者の健康づくり　7
廊下　57

## わ

ワークライフバランス　83
ワクチン　95

## 数字

2型糖尿病　28
3つの密　104

## ●● 欧文索引 ●●

### A

ActiGraph　23
American College of Sports Medicine（ACSM）　18

### B

BMI　38
B型肝炎　95

### C

Centers for Disease Control and Prevention（CDC）　17
COVID-19　92, 95, 96

### D

Decade of Healthy Ageing　16
Dual-energy x-ray absorptiometry　39

### E

epoch length　23
EVERY MOVE COUNTS　26

### F

Fracture Liaison Service（FLS）　111

### G

GLIM基準　40
Global Leadership Initiative on Malnutrition（GLIM）　40
Global physical activity questionnaire（GPAQ）　21

## H

health promotion 1
Healthcare-Associated Infection
(HAI) 95
hospitalization-associated disability
(HAD) 62

## I

International Classification of
Functioning, Disability and
Health (ICF) 7
International Physical Activity
Questionnaire (IPAQ) 21

## L

Liaison 111

## M

Malnutrition Universal Screening
Tool (MUST) 40
metabolic equivalents (METs) 18,
20, 23
Mild Cognitive Impairment (MCI)
61
Mini Nutritional Assessment
Short-Form (MNA®-SF) 40

## N

N95マスク 101
National Health and Nutrition
Examination Survey (NHANES)
23
Nutrition Support Team (NST)
46

## P

Personal Protective Equipment
(PPE) 100
physical activity 17
primary health care (PHC) 1

## S

sedentary behavior 18, 29
sitting behavior 18, 29
socially desirability bias 21
Subjective Cognitive Decline (SCD)
61
Subjective Memory Complaints
(SMC) 61

最新リハビリテーション基礎講座
予防学　　　　　　　　　　　　ISBN978-4-263-26713-4

2024年12月10日　第1版第1刷発行

編著者　萩　野　　　浩
　　　　山　田　　　実
　　　　久　米　　　裕
発行者　白　石　泰　夫
発行所　医歯薬出版株式会社
〒113-8612　東京都文京区本駒込1-7-10
TEL. (03) 5395-7628（編集）・7616（販売）
FAX. (03) 5395-7609（編集）・8563（販売）
https://www.ishiyaku.co.jp/
郵便振替番号 00190-5-13816

乱丁，落丁の際はお取り替えいたします．　　　印刷・真興社／製本・明光社
Ⓒ Ishiyaku Publishers, Inc., 2024. Printed in Japan

本書の複製権・翻訳権・翻案権・上映権・譲渡権・貸与権・公衆送信権（送信可能化権を含む）・口述権は，医歯薬出版（株）が保有します．
本書を無断で複製する行為（コピー，スキャン，デジタルデータ化など）は，「私的使用のための複製」などの著作権法上の限られた例外を除き禁じられています．また私的使用に該当する場合であっても，請負業者等の第三者に依頼し上記の行為を行うことは違法となります．

JCOPY　＜出版者著作権管理機構 委託出版物＞
本書をコピーやスキャン等により複製される場合は，そのつど事前に出版者著作権管理機構（電話03-5244-5088，FAX 03-5244-5089，e-mail:info@jcopy.or.jp）の許諾を得てください．